高血压的诊治与预防

主　编　朱冬菊

副主编　杨艳琳　吴　祥

西南交通大学出版社

·成　都·

图书在版编目（CIP）数据

高血压的诊治与预防 / 朱冬菊主编. -- 成都 ： 西南交通大学出版社，2024. 8. -- ISBN 978-7-5774-0009-9

Ⅰ. R544.1

中国国家版本馆 CIP 数据核字第 2024P46E63 号

Gaoxueya de Zhenzhi yu Yufang

高血压的诊治与预防

主编／朱冬菊

策划编辑／郭发仔　姜远平

责任编辑／梁志敏

助理编辑／姜远平

责任校对／左凌涛

封面设计／墨创文化

西南交通大学出版社出版发行

（四川省成都市金牛区二环路北一段 111 号西南交通大学创新大厦 21 楼　610031）

发行部电话：028-87600564　　028-87600533

网址：http://www.xnjdcbs.com

印刷：成都蜀雅印务有限公司

成品尺寸　170 mm×230 mm

印张　6.75　字数　96 千

版次　2024 年 8 月第 1 版　　印次　2024 年 8 月第 1 次

书号　ISBN 978-7-5774-0009-9

定价　45.00 元

前言

　　高血压是全球范围内常见的慢性病之一，根据《中国心血管健康与疾病报告 2021》的数据，我国成人高血压病患者数约为 2.45 亿，防治工作不容乐观。

　　我国只有约 10% 的高血压患者在大医院就诊，而约 90% 的患者在基层就诊，因此基层医师现已成为高血压防治的主力军，是居民健康"守卫者"。基层医师高血压规范化诊疗技术水平决定了我国基层高血压防控技术的高度，而目前我国基层医师高血压规范化诊疗技术较差，随着国家新型医疗改革及分级诊疗制度的开始，将会有大批高血压患者就诊于基层医院，提高基层医师高血压防治技术已迫在眉睫，对基层医师高血压规范化诊治的培训必不可少。

　　调查研究显示，四川省凉山地区的高血压发病率高，而该地区高血压病控制率低于全国平均水平。造成高血压防控效果差的众多原因中，基层医务人员高血压防治知识缺乏是一个不容忽视的问题。本书作为基层医师培训教材，旨在提高基层医师高血压规范化诊断及治疗能力，提高基层医疗服务能力与质量，为基层高血压慢性病的管理贡献微薄力量。

　　本书编写工作分工如下：第一章由杨艳琳编写；第二章由朱冬菊编写；第三章由代诗琼、李驰花、吴祥、杨艳琳编写；第四章由弓丽华、朱冬菊编写；第五章由朱冬菊、文雯编写。

本书的出版获得四川省科技厅项目"面向藏区——高血压健康管理科普培训"（24KJPX0250）的资金支持，编写中得到多位专家学者的指导和支持，同时感谢各位编委老师的辛苦付出。

由于编者水平有限，书中难免存在不足之处，恳请读者不吝赐教。

朱冬菊

2024 年 5 月

第一章

原发性高血压

原发性高血压（primary hypertension）是以体循环动脉血压升高为主要临床表现，引起心、脑、肾、血管等器官结构、功能异常并导致心脑血管事件或死亡的心血管综合征，占高血压的绝大多数，通常简称为"高血压病"。

一、流行病学

高血压病是最常见的慢性病，就全球范围来看，高血压患病率和发病率在不同国家、地区或种族之间有差别；发达国家较发展中国家高；无论男女，随着年龄增长，高血压患病率日益上升；男女之间患病率差别不大，青年期男性稍高于女性，中年后女性稍高于男性。

根据 2012—2015 年的调查数据，我国 18 岁以上成人高血压患病率为 27.9%。估计目前我国约有 2 亿高血压患者，每年新增高血压患者约 1000 万人。高血压患病率北方高于南方，华北及东北属于高发地区；沿海高于内地；城市高于农村；高原少数民族地区患病率较高。近年来，经过全社会的共同努力，人群的高血压知晓率、治疗率及控制率虽有所提高，但整体仍较低。

二、病　因

（一）遗传因素

60%的高血压患者有阳性家族史，患病率在具有亲缘关系的个体中较非亲缘关系的个体高，同卵双生子较异卵双生子高，而在同一家庭环境下具有血缘关系的兄妹较无血缘关系的兄妹高。大部分研究提示，遗传因素在高血压发病机制中所占的比例为 35%~50%。高血压多数是多基因功能异常，其中每个基因对血压都有一小部分作用（微效基因），这些微效基因的综合作用最终导致了血压的升高。不同个体的血压在高盐膳食和低盐膳食中也表现出一定的差异性，这也提示可能有遗传因素的影响。

（二）非遗传因素

近年来，非遗传因素在高血压病中所起的作用越来越受到重视。在大多数原发性高血压患者中，很容易发现环境（行为）对血压的影响。重要的非遗传因素如下：

1. 膳食因素

日常饮食习惯明显影响高血压患病风险。高钠、低钾膳食是大多数高血压患者发病最主要的危险因素。人群中，钠盐摄入量与血压水平和高血压患病率呈正相关，而钾盐摄入量与血压水平呈负相关。我国人群研究表明，膳食钠盐摄入量平均每天增加 2 g，收缩压和舒张压分别增高 2.0 mmHg（1 mmHg=133.3 Pa）和 1.2 mmHg。进食较少新鲜蔬菜水果会增加高血压患病风险，可能与钾盐及柠檬酸的低摄入量有关。重度饮酒人群中高血压风险升高；咖啡因可引起瞬时血压升高。

2. 超重和肥胖

体重指数（Body Mass Index，BMI）及腰围（waist circumstance）是反映超重及肥胖的常用临床指标。人群中体重指数与血压水平呈正相关：体重指数每增加 3 kg/m^2，高血压风险在男性增加 50%，女性增加 57%。身体脂肪的分布与高血压发生也相关：男性腰围≥90 cm 或女性腰围≥85 cm，发生高血压的风险是腰围正常者的 4 倍以上。目前认为超过 50% 的高血压患者可能是由肥胖所致。

3. 其　他

长期精神过度紧张、缺乏体育运动等也是高血压发病的重要危险因素。

三、发病机制

遗传因素与非遗传因素通过什么途径和环节升高血压，目前尚不完全清楚。已知影响动脉血压形成的因素包括：心脏射血功能、循环系统内的血液充盈及外周动脉血管阻力。目前主要从以下几个方面阐述高血压的发病机制。

1. 交感神经系统活性亢进

各种因素使大脑皮质下神经中枢功能发生变化，各种神经递质浓度异常，最终导致交感神经系统活性亢进（increased sympathetic nervous system activity），血浆儿茶酚胺浓度升高。交感神经系统活性亢进可能通过多种途径升高血压，如儿茶酚胺单独的作用与儿茶酚胺对肾素释放刺激的协同作用，最终导致心排出量增加或改变正常的肾脏压力-容积关系。另外，交感神经系统分布异常在高血压发病机制方面也有重要作用，这些现象在年轻患者中更明显。越来越多的证据表明，交感神经系统亢进与心脑血管病发病率和死亡率呈正相关。它可能导致高血压患者在晨间血压增高，引发晨间心血管病事件。

2. 肾素-血管紧张素-醛固酮系统

肾素-血管紧张素-醛固酮系统（rennin-angiotensin-aldosterone system，RAAS）在调节血管张力、水-电解质平衡和在心血管重塑等方面都起着重要的作用。经典的 RAAS 包括：肾小球入球动脉的球旁细胞分泌肾素，激活从肝脏产生的血管紧张素原，生成血管紧张素 I（angiotensin I，Ang I），然后经过血管紧张素转换酶（angiotensin converting enzyme，ace）生成血管紧张素 II（angiotensin II，Ang II）。Ang II 是 RAAS 的主要效应物质，可以作用于血管紧张素 II 受体，使小动脉收缩；并可刺激醛固酮的分泌，而醛固酮分泌增加可导致水钠潴留；另外，还可以通过交感神经末梢突触前膜的正反馈使去甲肾上腺素分泌增加。这些作用均可导致血压升高，从而参与了高血压的发病及维持。此外，该系统除上述作用外，还可能与动脉粥样硬化、心肌肥厚、血管中层硬化、细胞凋亡及心力衰竭等密切相关。

3. 肾脏钠潴留

相当多的证据支持钠盐在高血压发生中的作用。目前研究表明，血压随年龄升高直接与钠盐摄入水平的增加有关。给某些人短期内大量钠负荷，血管阻力和血压会上升，而限钠至 100 mmol/d，多数人血压会下降，而利尿剂的降压作用需要一个初始的排钠过程。在大多数高血压患者中，血管组织和血细胞内钠浓度升高；对有遗传倾向的动物给予钠负荷，会出现高血压。

过多的钠盐必须在肾脏被重吸收后才能引起高血压，因此肾脏在调节钠盐方面起着重要作用。研究表明，老年高血压患者中盐敏感性增加，推测可能与肾小球滤钠作用下降及肾小管重吸收钠异常增高有关。另外，其他一些原因也可干扰肾单位对过多钠盐的代偿能力，进而可导致血压升高，如：获得性钠泵抑制剂或其他影响钠盐转运物质的失调；一部分人群由于各种原因导致入球小动脉收缩或腔内固有狭窄而导致肾单位缺血，这些肾单位分泌的肾素明显增多，增多的肾素干扰了正常肾单位对过多钠盐的代偿能力，从而扰乱了整个血压的自身稳定性。

4. 高胰岛素血症和（或）胰岛素抵抗

高血压与高胰岛素血症之间的关系已被认识了很多年，高血压患者中约有一半存在不同程度的胰岛素抵抗（Insulin Resistance，IR），尤其是伴有肥胖者。近年来的一些观点认为胰岛素抵抗是 2 型糖尿病和高血压发生的共同病理生理基础。大多观点认为血压的升高继发于高胰岛素血症。高胰岛素血症导致的升压效应机制可能包括：一方面导致交感神经活性的增加、血管壁增厚和肾脏钠盐重吸收增加等；另一方面高胰岛素血症也可导致一氧化氮扩血管作用的缺陷，从而升高血压。

5. 其他可能的机制

（1）内皮细胞功能失调。血管内皮细胞可以产生多种调节血管收缩舒张的介质，如一氧化氮、前列环素、内皮素-1及内皮依赖性收缩因子等。当这些介质分泌失调时，可能导致血管的收缩舒张功能异常，如：高血压患者对不同刺激引起的一氧化氮释放减少而导致的舒血管反应减弱；内皮素-1可引起强烈而持久的血管收缩，阻滞其受体后则引起血管舒张，但内皮素在高血压中的作用仍然需要更多研究。

（2）细胞间离子转运失调及多种血管降压激素缺陷等也可能影响血压。

四、病　理

高血压的主要病理改变是小动脉的病变和靶器官损害。长期高血压引起全身小动脉病变，主要表现为小动脉中层平滑肌细胞增殖和纤维化，管壁增厚和管腔狭窄，导致心、脑、肾等重要靶器官缺血以及相关的结构和功能改变。长期高血压可促进大、中动脉粥样硬化的发生和发展。

1. 心　脏

左心室肥厚是高血压所致心脏特征性的改变。长期压力超负荷和神经内分泌异常，可导致心肌细胞肥大、心肌结构异常、间质增生、左心室体积和质量增加。早期左心室以向心性肥厚为主，长期病变时心肌出现退行性改变，心肌细胞萎缩伴间质纤维化，心室壁可由厚变薄，左心室腔扩大。左心室肥厚将引起一系列功能失调，包括冠状动脉血管舒张储备功能降低、左室壁机械力减弱及左室舒张充盈方式异常等；随着血流动力学变化，早期可出现舒张功能变化，晚期可演变为舒张或收缩功能障碍，发展为不同类型的充血性心力衰竭。高血压在导致心脏肥厚或扩大同时，常可合并冠状动脉粥样硬化和微血管病变，最终可导致心力衰竭或严重心律失常，甚至猝死。

2. 肾

长期持续性高血压可导致肾动脉硬化以及肾小球囊内压升高，造成肾实质缺血、肾小球纤维化及肾小管萎缩，并有间质纤维化；相对正常的肾单位可代偿性肥大。早期患者肾脏外观无改变，病变进展到一定程度时肾表面呈颗粒状，肾体积可随病情的发展逐渐萎缩变小，最终导致肾衰竭。

3. 脑

高血压可造成脑血管从痉挛到硬化的一系列改变，但脑血管结构较薄弱，发生硬化后更为脆弱，加之长期高血压时脑小动脉易形成微动脉瘤，易在血管痉挛、血管腔内压力波动时破裂出血；高血压易促使脑动脉粥样硬化、粥样斑块破裂可并发脑血栓形成。高血压的脑血管病变特别容易发生在大脑中动脉的豆纹动脉、基底动脉的旁正中动脉和小脑齿状核动脉，这些血管直接来自压力较高的大动脉，血管细长而且垂直穿透，容易形成微动脉瘤或闭塞性变。此外，颅内外动脉粥样硬化的粥样斑块脱落可造成脑栓塞。

4. 视网膜

视网膜小动脉在本病初期发生痉挛，以后逐渐出现硬化，严重时发生视网膜出血和渗出以及视神经盘水肿。高血压视网膜病变分为四期： Ⅰ 期（小动脉局灶性或普遍性狭窄）；Ⅱ 期（动静脉缩窄）；Ⅲ 期（出血、严重渗出）；Ⅳ 期（视神经盘水肿）。Ⅰ 期和 Ⅱ 期是视网膜病早期，Ⅲ 期和 Ⅳ 期是严重高血压视网膜病变，对心血管死亡率有很高的预测价值。

五、临床表现

1. 症 状

高血压被称作"沉默的杀手"，大多数高血压患者起病隐匿、缓慢，缺乏特殊的临床表现。有的仅在健康体检时或因其他疾病就医时或在发生明显的心、脑、肾等靶器官损害时才被发现。临床常见症状有头痛、头昏、头胀、失眠、健忘、注意力不集中、易怒及颈项僵直等，症状与血压升高程度可不一致，上述症状在血压控制后可减轻或消失。疾病后期，患者出现高血压相关靶器官损害或并发症时，可出现相应的症状，如胸闷、气短、口渴、多尿、视野缺损、短暂性脑缺血发作等。

2. 体　征

高血压体征较少，除血压升高外，体格检查听诊可有主动脉瓣区第二心音亢进、收缩期杂音或收缩早期喀喇音等。有些体征常提示继发性高血压可能：若触诊肾脏增大，同时有家族史，提示多囊肾可能；腹部听诊收缩性杂音，向腹两侧传导，提示肾动脉狭窄；心律失常、严重低钾及肌无力的患者，常考虑原发性醛固酮增多症。

3. 并发症

（1）心力衰竭。长期持续性高血压使左心室超负荷，发生左心室肥厚。早期心功能改变是舒张功能降低，压力负荷增大，可演变为收缩和（或）舒张功能障碍，出现不同类型的心力衰竭。同时高血压可加速动脉粥样硬化的发展，增大了心肌缺血的可能性，使高血压患者心肌梗死、猝死及心律失常发生率较高。

（2）脑血管疾病。脑血管并发症是我国高血压患者最常见的并发症，也是最主要死因。主要包括短暂性脑缺血发作（Transient Ischemic Attack，TIA）、脑血栓形成、高血压脑病、脑出血及脑梗死等。高血压占脑卒中病因的 50% 以上，是导致脑卒中和痴呆的主要危险因素。

（3）大血管疾病。高血压患者可合并主动脉夹层（远端多于近端）、腹主动脉瘤和外周血管疾病等，其中，大多数腹主动脉瘤起源肾动脉分支以下。

（4）慢性肾脏疾病。高血压可引起肾功能下降和（或）尿白蛋白排泄增加。血清肌酐浓度升高或估算的肾小球滤过率（estimated Glomerular Filtration Rate，eGFR）降低表明肾脏功能减退；尿白蛋白和尿白蛋白排泄率增加则意味着肾小球滤过屏障的紊乱。高血压合并肾脏损害大大增加了心血管事件的风险。大多数高血压相关性慢性肾脏病患者在肾脏功能全面恶化需要透析前，常死于心脏病发作或者脑卒中。

六、实验室检查

1. 血压测量

（1）诊室血压测量。

诊室血压是指由医护人员在标准状态下测量得到的血压，基层卫生医疗机构应以诊室血压作为确诊高血压的主要依据。

诊室血压测量规范如下：测定前患者应取坐位休息 3 ~ 5 min；至少测定两次，间隔 1 ~ 2 min，如果两次测量数值相差很大，应增加测量次数；合并心律失常，尤其是心房颤动的患者，应重复测量以改善精确度；使用标准规格的袖带（气囊宽 12 ~ 13 cm，长 22 ~ 26 cm），上臂围＞32 cm 应使用大号袖带，上臂较瘦的应使用小号的袖带；无论患者体位如何，袖带应与心脏同水平；采用听诊法时，使用柯氏第 I 音和第 V 音（消失音）分别作为收缩压和舒张压。第一次应测量双侧上臂血压以发现不同，以后测量血压较高一侧；在老年人、合并糖尿病或其他可能易发生体位性低血压者第一次测量血压时，应测定站立后 1 min 和 3 min 的血压。

（2）诊室外血压测量。

诊室外血压通常指动态血压监测或家庭自测血压。诊室外血压是传统诊室血压的重要补充，最大的优势在于提供大量医疗环境以外的血压值，较诊室血压更能代表真实的血压。

① 家庭自测血压：作为患者自我管理的主要手段，也可用于辅助诊断。可监测常态下白天血压，获得短期和长期血压信息，用于评估血压变化和降压疗效。但对于精神过度紧张及焦虑患者不建议家庭自测血压。

测量方法：目前推荐国际标准认证的上臂式电子血压计，一般不推荐指式、手腕式电子血压计，肥胖患者或寒冷地区可用手腕式电子血压计。测量方法为每天早晨和晚上检测血压，测量后马上将结果记录在标准的日记上，至少连续 3~4 d，最好连续监测 7 d，在医生的指导下，剔除第一天监测的血压值后，取其他读数的平均值解读结果。

② 24 h 动态血压：可监测日常生活状态下全天血压，用于评估血压升高程度、血压晨峰、短时血压变异和昼夜节律、降压疗效及鉴别白大衣性高血压和隐蔽性高血压，识别真性或假性顽固性高血压等。患者可通过佩戴动态血压计进行动态血压监测，通常佩戴在非优势臂上，持续 24~25 h，以获得白天活动时和夜间睡眠时的血压值。医生指导患者动态血压测量方法及注意事项，设置定时测量，日间一般每 15~30 min 测 1 次，夜间睡眠时 30~60 min 测 1 次。袖带充气时，患者尽量保持安静，尤其是佩戴袖带的上肢。嘱咐患者提供日常活动的日记，除了服药时间，还包括饮食以及夜间睡眠的时间和质量。

2. 心电图（ECG）

心电图可诊断高血压患者是否合并左室肥厚、左心房负荷过重以及心律失常等。心电图诊断左室肥厚的敏感性不如超声心动图，但对评估预后有帮助。心电图提示有左室肥厚的患者病死率较对照组增高 2 倍以上；左心室肥厚并伴有复极异常图形者心血管病死率和病残率更高。心电图上出现左心房负荷过重亦提示左心受累，还可作为左心室舒张顺应性降低的间接证据。

3. X 线胸片

心胸比率＞0.5 提示心脏受累，多由于左室肥厚和扩大，胸片上可显示为靴型心。主动脉夹层、胸主动脉以及腹主动脉缩窄亦可从 X 线胸片中找到线索。

4. 超声心动图

超声心动图（Ultrasound Cardiogram，UCG）能评估左右心房室结构及心脏收缩舒张功能，更为可靠地诊断左心室肥厚，其敏感性较心电图高。测定计算所得的左心室质量指数（Left Ventricular Mass Index，LVMI），是一项反映左心室肥厚及其程度的较为准确的指标，与病理解剖的符合率和相关性好。如疑有颈动脉、股动脉、其他外周动脉和主动脉病变，应做血管超声检查；疑有肾脏疾病者，应做肾脏超声。

5. 脉搏波传导速度

大动脉变硬以及波反射现象已被确认为是单纯收缩性高血压和老龄化脉压增加的最重要的生理影响因素。颈动脉-股动脉脉搏波传导速度（Pulse Wave Velocity，PWV）是检查主动脉僵度的"金标准"，主动脉僵硬对高血压患者中的致死性和非致死性心血管事件具有独立预测价值。

6. 踝肱指数

踝肱指数（Ankle Brachial Index，ABI）可采用自动化设备或连续波多普勒超声和血压测量计测量。踝肱指数低（即≤0.9）可提示外周动脉疾病，是影响高血压患者心血管预后的重要因素。

临床工作中建议的常规检查、进一步检查及其他检查见表 1-1。

表 1-1　高血压的实验室常规检查、进一步检查以及其他相关检查

一、常规检查

1. 血红蛋白和（或）血细胞比容

2. 空腹血糖

3. 血清总胆固醇、低密度脂蛋白胆固醇、高密度脂蛋白胆固醇、空腹血清甘油三酯

4. 血清钾、钠、血清尿酸

5. 血清肌酐（评估肾小球滤过率）

6. 尿液分析（显微镜检查尿细胞学、尿蛋白、尿微量白蛋白等）

7. 12 导联心电图

8. X 线胸片

续表

二、根据病史、体检以及常规实验室检查的结果进一步检查

1. 糖化血红蛋白

2. 尿液钾、钠浓度和比例

3. 家庭和 24 小时动态血压监测

4. 超声心动图

5. 动态心电图（尤其在心律不齐、胸痛时）

6. 颈动脉超声

7. 外周动脉或腹部超声

8. 脉搏波传导速度

9. 踝肱指数

10. 眼底检查

三、其他相关检查（专科医生领域）

病史、体检或常规和其他检查提示有继发性高血压可能时，进一步寻找脑、心、肾和血管的损害；顽固和复杂性高血压患者需检查

七、诊断与鉴别诊断

高血压的诊断为：在未使用降压药物的情况下，非同日 3 次测量血压，收缩压（Systolic Blood Pressure，SBP）≥140 mmHg 和（或）舒张压（Diastolic Blood Pressure，DBP）≥90 mmHg（SBP≥140 mmHg 和 DBP<90 mmHg 为单纯性收缩期高血压）；患者既往有高血压，目前正在使用降压药物，血压虽然低于 140/90 mmHg，也应诊断为高血压。

高血压患者的诊断应包括：① 确定高血压的诊断，诊室及诊室外高血压诊断标准，见表 1-2；根据血压水平进行分级，见表 1-3；根据心血管风险因素进行分层，见表 1-4；② 排除继发性高血压的原因；③ 根据患者心血管危险因素、靶器官损害和伴随的临床情况评估患者的心血管风险，见

表 1-5。需要正确测量血压、仔细询问病史（包括家族史）及体格检查，安排必要的实验室检查。

特殊定义：（1）白大衣高血压：反复出现的诊室血压升高，而诊室外的动态血压监测或家庭自测血压正常。（2）单纯性收缩期高血压：收缩压≥140 mmHg 和舒张压＜90 mmHg。

表 1-2　诊室及诊室外高血压诊断标准

分类	收缩压/mmHg		舒张压/mmHg
诊室测量血压	≥140	和/或	≥90
动态血压监测			
白天血压	≥135	和/或	≥85
夜间血压	≥120	和/或	≥70
全天血压	≥130	和/或	≥80
家庭自测血压	≥135	和/或	≥85

表 1-3　血压水平分类和分级

分类	收缩压/mmHg	舒张压/mmHg
正常血压	<120	<80
正常血压高值	120-139	80-89
高血压	≥140	≥90
1 级高血压（轻度）	140-159	90-99
2 级高血压（中度）	160-179	100-109
3 级高血压（重度）	≥180	≥110
单纯性收缩期高血压	≥140	<90

备注：当收缩压、舒张压属于不同级别时，以较高的分级为准。

表 1-4　影响高血压患者心血管预后的重要因素

心血管危险因素	靶器官损害	伴发临床疾病
· 高血压（1～3 级）	· 左心室肥厚	· 脑血管病
· 男性＞55 岁；女性＞65 岁	心电图：Sokolow-Lyon 电压＞3.8 mV 或 Cornell 乘积＞	脑出血
· 吸烟或被动吸烟	244 mV. Ms	缺血性脑卒中
· 糖耐量受损（或）空腹血糖异常（6.1～	超声心动图 LVMI：	短暂性脑缺血发作
11.0 mmol/L）和（或）空腹血糖异常（6.1～	男≥115 g/m²，女≥95 g/m²	· 心脏疾病
6.9 mmol/L）	· 颈动脉超声 IMT≥0.9 mm 或动脉粥样斑块	心肌梗死史
· 血脂异常	· 颈-股动脉脉搏波速度≥12 m/s（＊选择使用）	心绞痛
TC≥5.2 mmol/L（200 mg/dL）或 LDL-C≥	· 踝/臂血压指数＜0.9（＊选择使用）	冠状动脉血运重建
3.4 mmol/L（130 mg/dL）或 HDL-C＜1.0 mmol/L	· 估算的肾小球滤过率降低或血清肌酐轻度升高：	慢性心力衰竭
· 早发心血管病家族史	男性 115～133 μmol/L（1.3～1.5 mg/dL），女性 107～	心房颤动
（一级亲属发病年龄＜50 岁）	124 μmol/L（1.2～1.4 mg/dL）	· 肾脏疾病
· 腹型肥胖	· 微量白蛋白尿：30～300 mg/24 h 或白蛋白/肌酐比：	糖尿病肾病
（腰围：男性≥90 cm，女性≥85 cm），或肥	≥30 mg/g（3.5 mg/mmol）	肾功能受损包括：
胖（BMI≥28 kg/m²）		eGFR＜30 mL/（min · 1.73 m²）
· 高同型半胱氨酸血症（≥15 μmol/L）		血肌酐升高：
		男性≥133 umol/L（1.5 mg/dL）
		女性≥124 μmol/L（1.4 mg/dL）
		蛋白尿（≥300 mg/24 h）
		· 外周血管疾病
		· 视网膜病变
		出血或渗出，视乳头水肿
		· 糖尿病
		新诊断：
		空腹血糖：≥7.0 mmol/L
		餐后血糖：≥11.1 mmol/L
		已治疗但未控制：
		糖化血红蛋白（HbAlc）：≥6.5%

注：TC：总胆固醇；LDL-C：低密度脂蛋白胆固醇；HDL-C：高密度脂蛋白胆固醇；LVMI：左心室质量指数；IMT：颈动脉内膜中层厚度；BMI：体质指数。

表 1-5 高血压患者心血管疾病风险分层

其他危险因素和病史	高血压		
	1 级	2 级	3 级
无	低危	中危	高危
1～2 个其他危险因素	中危	中危	很高危
≥3 个其他危险因素或靶器官损害	高危	高危	很高危
临床并发症或合并糖尿病	很高危	很高危	很高危

备注：高血压分级见表 1-3。

八、治　疗

（一）治疗目的

大量的临床研究证据表明高血压患者发生心脑血管并发症往往与血压严重程度有密切关系，因此降压治疗应该确立控制的血压目标值，同时高血压患者合并的多种危险因素也需要给予综合干预措施，降低心血管风险。高血压治疗的最终目的是降低高血压患者心、脑血管事件的发生率和死亡率。

（二）治疗原则

高血压治疗三原则：达标、平稳、综合管理。

（1）治疗前应全面评估患者的总体心血管风险，并在风险分层的基础上做出治疗决策。① 低危患者：对患者进行 3 个月的治疗性生活方式改变观察，测量血压不能达标者，开始药物治疗；② 中危患者：进行数周治疗性生活方式的改变观察，然后决定是否开始药物治疗；③ 高危、极高危患者：立即开始对高血压及并存的危险因素和临床情况进行药物治疗。

（2）降压治疗应该确立控制的血压目标值，通常在＜60 岁的一般人群中，血压控制目标值＜140/90 mmHg；合并糖尿病或慢性肾脏病合并高血压患者可在此基础上再适当降低，≥60 岁人群中血压控制目标水平＜150/90 mmHg，

80 岁以下老年人如果能够耐受血压可进一步降至 140/90 mmHg 以下。

（3）大多数患者需长期，甚至终身坚持治疗。所有的高血压患者都需要非药物治疗，在非药物治疗基础上若血压未达标可进一步药物治疗，大多数患者需要药物治疗才能达标。

（三）治疗方法

1. 非药物治疗

非药物治疗主要指治疗性生活方式干预，即去除不利于身体和心理健康的行为和习惯。它不仅可以预防或延迟高血压的发生，而且还可以降低血压，提高降压药物的疗效及患者依从性，从而降低心血管风险。

（1）限盐。钠盐可显著升高血压以及高血压的发病风险，所有高血压患者应尽可能减少钠盐的摄入量，建议摄盐＜6 g/d。主要措施包括：尽可能减少烹调用盐；减少味精、酱油等含钠盐的调味品用量；少食或不食含钠盐量较高的各类加工食品。

（2）增加钙和钾盐的摄入。多食用蔬菜、低乳制品和可溶性纤维、全谷物植物源性蛋白、少饱和脂肪酸和胆固醇，同时也推荐摄入水果，因为其中含有大量钙及钾盐。

（3）控制体重。超重和肥胖是导致血压升高的重要原因之一。最有效的减重措施是控制能量摄入和增加体力活动：在饮食方面要遵循平衡膳食的原则，控制高热量食物的摄入，适当控制主食用量；在运动方面，规律的、中等强度的有氧运动是控制体重的有效方法。

（4）戒烟。吸烟可引起血压和心率的骤升，血浆儿茶酚胺和血压同步改变，以及压力感受器受损都与吸烟有关。长期吸烟还可导致血管内皮损害，显著增加高血压患者发生动脉粥样硬化性疾病的风险。因此，除了对血压值的影响外，吸烟还是动脉粥样硬化性心血管疾病的一个重要危险因素，戒烟是预防心脑血管疾病（包括卒中、心肌梗死和外周血管疾病）的有效措施；戒烟的益处十分肯定，而且任何年龄戒烟均能获益。

（5）限制饮酒。饮酒与血压水平和高血压患病率之间呈线性相关。长期大量饮酒可导致血压升高，限制饮酒量则可显著降低高血压的发病风险。每日酒精摄入量男性不应超过 25 g；女性不应超过 15 g。不提倡高血压患者饮酒，饮酒则应少量：白酒、葡萄酒（或米酒）与啤酒的量分别少于 50 mL、100 mL、300 mL。

（6）体育锻炼。定期的体育锻炼可产生重要的治疗作用，可降低血压及改善糖代谢等。因此，建议进行规律的体育锻炼，即每周多于 4 d 且每天至少 30 min 的中等强度有氧锻炼，如步行、慢跑、骑车、游泳、跳健美操、跳舞和非比赛性划船等。

2. 药物治疗

1）常用降压药物的种类和作用特点

常用降压药物包括钙离子通道阻滞剂（Calcium Channel Blocker，CCB）、血管紧张素转换酶抑制剂（Angiotensin Converting Enzyme Inhibitor，ACEI）、血管紧张素 Ⅱ 受体阻滞剂（Angiotensin Ⅱ Receptor Blocker，ARB）、β 受体阻滞剂（beta receptor blocker）及利尿剂五类，以及由上述药物组成的固定配比复方制剂。这五类降压药物及其复方制剂均可作为降压治疗的初始用药或长期维持用药。

（1）CCB：主要通过阻断血管平滑肌细胞上的钙离子通道，发挥扩张血管、降低血压的作用。包括二氢吡啶类 CCB 和非二氢吡啶类 CCB。以二氢吡啶类 CCB 为基础的降压治疗方案可显著降低高血压患者脑卒中风险。二氢吡啶类 CCB 可与其他四类药联合应用，尤其适用于老年高血压、单纯收缩期高血压、伴稳定型心绞痛、冠状动脉或颈动脉粥样硬化及周围血管病患者。常见不良反应包括反射性交感神经激活导致心跳加快、面部潮红、脚踝部水肿、牙龈增生等。二氢吡啶类 CCB 没有绝对禁忌证，但心动过速与心力衰竭患者应慎用。急性冠状动脉综合征患者一般不推荐使用短效硝苯地平。

临床上常用的非二氢吡啶类 CCB，也可用于降压治疗，常见不良反应包括抑制心脏收缩功能和传导功能，二度至三度房室阻滞。心力衰竭患者禁忌使用，有时也会出现牙龈增生。因此，在使用非二氢吡啶类 CCB 前应详细询问病史，进行心电图检查，并在用药 2 ~ 6 周内复查。

（2）ACEI：作用机制是抑制血管紧张素转换酶，阻断肾素血管紧张素 Ⅱ 的生成，抑制激肽酶的降解而发挥降压作用。此类药物对于高血压患者具有良好的靶器官保护和心血管终点事件预防作用。ACEI 降压作用明确，对糖脂代谢无不良影响。限盐或加用利尿剂可增加 ACEI 的降压效应。尤其适用于伴慢性心力衰竭、心肌梗死后心功能不全、心房颤动预防、糖尿病肾病、非糖尿病肾病、代谢综合征、蛋白尿或微量白蛋白尿患者。最常见不良反应为干咳，多见于用药初期，症状较轻者可坚持服药，不能耐受者可改用 ARB。其他不良反应有低血压、皮疹，偶见血管神经性水肿及味觉障碍。长期应用有可能导致血钾升高，应定期监测血钾和血肌酐水平。双侧肾动脉狭窄者、高钾血症者及妊娠妇女禁用。

（3）ARB：作用机制是阻断血管紧张素 Ⅱ 型受体而发挥降压作用。ARB 可降低有心血管病史（冠心病、脑卒中、外周动脉病）的患者心血管并发症的发生率和高血压患者心血管事件风险，降低糖尿病或肾病患者的蛋白尿及微量白蛋白尿。ARB 尤其适用于伴左心室肥厚、心力衰竭、糖尿病肾病、冠心病、代谢综合征、微量白蛋白尿或蛋白尿患者以及不能耐受 ACEI 的患者，并可预防心房颤动。不良反应少见，偶有腹泻，长期应用可升高血钾，应注意监测血钾及肌酐水平变化。双侧肾动脉狭窄者、妊娠妇女、高钾血症者禁用。

（4）利尿剂：主要通过利钠排尿、降低容量负荷而发挥降压作用。用于控制血压的利尿剂主要是噻嗪类利尿剂，分为噻嗪型利尿剂和噻嗪样利尿剂两种，前者包括氢氯噻嗪和苄氟噻嗪等，后者包括氯噻酮和吲达帕胺等。在我国，常用的噻嗪类利尿剂主要是氢氯噻嗪和吲达帕胺。小剂量噻嗪类利尿剂（如氢氯噻嗪 6.25 ~ 25 mg）对代谢影响很小，与其他降压药（尤其 ACEI 或 ARB）合用可显著增加后者的降压作用。此类药物尤其适用于老年高血压、单纯收缩期高血压或伴心力衰竭患者，也是难治性高血压的基础药物之一。其不良反应与剂量密切相关，故通常应采用小剂量。噻嗪类利尿剂可引起低血钾，长期应用者应定期监测血钾，并适量补钾，痛风者禁用。对高尿酸血症以及明显肾功能不全者慎用，后者如需使用利尿剂，应使用袢利尿剂，如呋塞米等。

保钾利尿剂如阿米洛利、醛固酮受体拮抗剂如螺内酯等也可用于控制难治性高血压。在利钠排尿的同时不增加钾的排出，与其他具有保钾作用的降压药如 ACEI 或 ARB 合用时需注意发生高钾血症的危险。螺内酯长期应用有可能导致男性乳房发育等不良反应。

（5）β受体阻滞剂：主要通过抑制过度激活的交感神经活性、抑制心肌收缩力、减慢心率发挥降压作用。高选择性 β_1 受体阻滞剂对 β_1 受体有较高选择性，因阻断 β_2 受体而产生的不良反应较少，既可降低血压，也可保护靶器官、降低心血管事件风险。β受体阻滞剂尤其适用于伴快速性心律失常、冠心病、慢性心力衰竭、交感神经活性增高以及高动力状态的高血压患者。常见的不良反应有疲乏、肢体冷感、激动不安、胃肠不适等，还可能影响糖、脂代谢。二/三度房室传导阻滞、哮喘患者禁用。慢性阻塞型肺病者、运动员、周围血管病或糖耐量异常者慎用。糖脂代谢异常时一般不首选 β受体阻滞剂，必要时也可慎重选用高选择性 β 受体阻滞剂。长期应用者突然停药可发生反跳现象，即原有的症状加重或出现新的表现，较常见有血压反跳性升高，伴头痛、焦虑等，称之为撤药综合征。

（6）α受体阻滞剂：不作为高血压治疗的首选药，适用于高血压伴前列腺增生患者，也用于难治性高血压患者的治疗。开始给药应在入睡前，以预防体位性低血压发生，使用中注意测量坐、立位血压，最好使用控释制剂。体位性低血压者禁用。心力衰竭者慎用。

表 1-6 为临床常用降压药的用法、适应证、禁忌证以及不良反应。

表 1-6　常用降压药用法、适应证、禁忌证、不良反应

分类	名称	每次剂量	服药（次/天）	推荐常用起始用法	适应证	禁忌证	主要不良反应
ACEI	依那普利	5～20 mg	1～2	5 mg Bid	心力衰竭	**绝对禁忌：** 妊娠、高血钾 双侧肾动脉狭窄 **相对禁忌：** 严重肾功能不全： 肌酐>3 mg/dL （265 μmol/L）： 可能怀孕的女性	咳嗽 血管神经性水肿
	卡托普利	12.5～50 mg	2～3	12.5 mg Tid	心肌梗死后；		
	培哚普利	4～8 mg	1	4 mg Qd	左心室肥厚；		
	贝那普利	10～20 mg	1～2	10 mg Qd	外周动脉粥样硬化 糖尿病肾病：		
	雷米普利	1.25～10 mg	1	5 mg Qd	非糖尿病肾病：		
	福辛普利	10～40 mg	1	10 mg Qd	蛋白尿		
	赖诺普利	5～80 mg	1	10 mg Qd	微量蛋白尿； 代谢综合征；		
	咪达普利	2.5～10mg	1	5mg Qd	糖尿病		
ARB	缬沙坦	80～160mg	1	80mg Qd	心力衰竭；	同 ACE	血管神经性水肿
	氯沙坦	25～100mg	1	50mg Qd	左心室肥厚：		
	厄贝沙坦	150～300mg	1	150mg Qd	心肌梗死后； 糖尿病肾病；		
	替米沙坦	20～80mg	1	40mg Qd	蛋白尿：		
	坎地沙坦	4～12mg	1	4mg Qd	微量蛋白尿： 代谢综合征：		
	奥美沙坦酯	20～40mg	1	20mg Qd	糖尿病 ACEI引起的咳嗽		

续表

分类	名称	每次剂量	服药（次/天）	推荐常用起始用法	适应证	禁忌证	主要不良反应
β受体阻滞剂	阿替洛尔	6.25~25 mg	1~2	6.25 mg Bid	心绞痛；心肌梗死后；快速性心律失常；心力衰竭；	绝对禁忌：一度、三度房室传导阻滞；哮喘	心动过缓；支气管痉挛
	美托洛尔	12.5~100 mg	2	25 mg Bid			
	美托洛尔缓释片	23.75~190 mg	1	47.5 mg Qd			
	比索洛尔	2.5~10 mg	1~2	5 mg Qd			
α、β受体阻滞剂	卡维地洛	3.125~25 mg	2	6.25 mg Bid	拉贝洛尔适用于妊娠高血压	相对禁忌：慢性阻塞性肺疾病；外周动脉疾病	
	阿罗洛尔	5~10 mg	2	5 mg Bi			
	拉贝洛尔	100~200 mg	2	100 mg Bid			
二氢吡啶类钙通道阻滞剂	氨氯地平	2.5~10 mg	1	5 mg Qd	左心室肥厚；老年单纯收缩期高血压；心绞痛；动脉粥样硬化；代谢综合征	相对禁忌：快速心律失常；充血性心力衰竭	头痛；水肿
	左旋氨氯地平	2.5~5 mg	1	2.5 mg Qd			
	硝苯地平	10~20 mg	2~3	5 mg Tid			
	硝苯地平缓释片	10~20 mg	1~2	20 mg Bid			
	硝苯地平控释片	30~60 mg	1	30 mg Qd			
	尼群地平	10~20 mg	2	10 mg Bid			
	非洛地平缓释片	2.5~10 mg	1	5 mg Qd			
	乐卡地平	10~20 mg	1	10 mg Qd			

续表

分类	名称	每次剂量	服药（次/天）	推荐常用起始用法	适应证	禁忌证	主要不良反应
非二氢吡啶类钙通道阻滞剂	维拉帕米	80~480 mg	2~3	80 mg tid		绝对禁忌：二度至三度房室阻滞；病态窦房结综合征者；心力衰竭患者	血钾降低，血钠降低，血尿酸升高
	维拉帕米缓释片	120~480 mg	1~2	120 mg Qd			
	地尔硫䓬胶囊	90~360 mg	1	90 mg Qd			
噻嗪类利尿剂	氢氯噻嗪	6.25~25 mg	1	12.5 mg Qd	老年单纯收缩期高血压；心力衰竭	绝对禁忌：痛风；相对禁忌：妊娠	血钾低
	吲达帕胺	1.25~2.5 mg	1	1.25 mg Qd			
固定剂量复方制剂	氨氯地平贝那普利	1片	1	1片 Qd	单药未达标或需2种及以上药物治疗的高血压	相应成分的禁忌证	相应成分的不良反应
	贝那普利氢氯噻嗪	1片	1	1片 Qd			
	赖诺普利氢氯噻嗪	1片	1	1片 Qd			
	依那普利氢氯噻嗪（Ⅱ）	1片	1	1片 Qd			
	厄贝沙坦氢氯噻嗪	1片	1	1片 Qd			
	氯沙坦氢氯噻嗪	1片	1	1片 Qd			
	替米沙坦氢氯噻嗪	1片	1	1片 Qd			
	缬沙坦氢氯噻嗪	1~2片	1	1片 Qd			
	缬沙坦氨氯地平	1片	1	1片 Qd			
其他传统复方制剂	复方利血平片	1~3片	2~3	1片 Tid	单药未达标或需2种及以上药物治疗的高血压	相应成分的禁忌证；活动性溃疡	相应成分的不良反应
	复方利血平氨苯蝶啶片（0号）	1片	1	1片 Qd			

2）降压药的联合应用

联合应用降压药物已成为降压治疗的基本方法。为了达到目标血压水平，大部分高血压患者需要使用 2 种或 2 种以上降压药物。

（1）联合用药的适应证。血压≥160/100 mmHg 或高于目标血压 20/10 mmHg 的高危人群，往往初始治疗即需要应用 2 种降压药物。如血压超过 140/90 mmHg，也可考虑联合降压药物初始小剂量治疗。如仍不能达到目标血压，可在原药基础上加量，或可能需要 3 种甚至 4 种以上降压药物。初始联合治疗对我国居民心血管中高危的中老年高血压患者有良好的降压作用，可明显提高血压控制率。

（2）联合用药的方法。两药联合时，降压作用机制应具有互补性，同时具有相加的降压作用，并可互相抵消或减轻不良反应。例如，在应用 ACEI 或 ARB 基础上加用小剂量噻嗪类利尿剂，降压效果可以达到甚至超过将原有的 ACEI 或 ARB 剂量倍增的降压幅度。同样加用二氢吡啶类 CCB 也有相似效果。

（3）联合用药方案。我国临床主要推荐应用的优化联合治疗方案是：二氢吡啶类 CCB+ARB；二氢吡啶类 CCB+ACEI；ARB+噻嗪类利尿剂；ACEI+噻嗪类利尿剂；二氢吡啶类 CCB+噻嗪类利尿剂；二氢吡啶类 CCB+β 受体阻滞剂。

①ACEI（或 ARB）+噻嗪类利尿剂：ACEI 和 ARB 可使血钾水平略有上升，能拮抗噻嗪类利尿剂长期应用所致的低血钾等不良反应。ACEI 或 ARB+噻嗪类利尿剂合用有协同作用，有利于改善降压效果。

②二氢吡啶类 CCB+ACEI（或 ARB）：CCB 具有直接扩张动脉的作用，ACEI 或 ARB 既扩张动脉、又扩张静脉，故两药合用有协同降压作用。二氢吡啶类 CCB 常见的不良反应为踝部水肿，可被 ACEI 或 ARB 减轻或抵消。小剂量长效二氢吡啶类 CCB+ARB 用于初始治疗高血压患者，可明显提高血压控制率。此外，ACEI 或 ARB 也可部分阻断 CCB 所致反射性交感神经张力增加和心率加快的不良反应。

③二氢吡啶类 CCB+噻嗪类利尿剂：二氢吡啶类 CCB+噻嗪类利尿剂

治疗，可降低高血压患者脑卒中发生的风险。

④ 二氢吡啶类 CCB+β 受体阻滞剂：CCB 具有扩张血管和轻度增加心率的作用，恰好抵消 β 受体阻滞剂的缩血管及减慢心率的作用。两药联合可使不良反应减轻。

3）用药注意事项

每次调整药物种类或剂量后建议观察 2～4 周，评价药物治疗的有效性，避免频繁更换药物，除非出现不良反应等不耐受或需紧急处理的情况。

ACEI 与 ARB 一般不联用。

ACEI 或 ARB 与 β 受体阻滞剂的联用，一般不作为常规推荐，除非针对心肌梗死、心力衰竭、心动过速患者。

已服药达标的患者，出现偶尔的血压波动，应注意排除诱因，避免依据单次血压测量值频繁调整药物。

九、转　诊

需转诊人群主要包括起病急、症状重、怀疑继发性高血压，以及多种药物无法控制的难治性高血压患者。妊娠和哺乳期女性高血压患者不建议基层就诊。转诊后 2 周内基层医务人员应主动随访，了解患者在上级医院的诊断结果或治疗效果，达标者恢复常规随访，预约下次随访时间；如未能确诊或达标，仍建议在上级医院进一步治疗。

1. 初诊转诊

（1）血压显著升高≥180/110 mmHg，经短期处理仍无法控制。

（2）怀疑新出现心、脑、肾并发症或其他严重临床情况。

（3）妊娠和哺乳期女性。

（4）发病年龄＜30 岁。

（5）伴蛋白尿或血尿。

（6）非利尿剂引起的低血钾。

（7）阵发性血压升高，伴头痛、心慌、多汗。

（8）双上肢收缩压差异＞20 mmHg。

（9）因诊断需要到上级医院进一步检查。

2. 随访转诊

（1）至少三种降压药物足量使用，血压仍未达标。

（2）血压明显波动并难以控制。

（3）怀疑与降压药物相关且难以处理的不良反应。

（4）随访过程中发现严重临床疾病或心、脑、肾损害而难以处理。

3. 急救车转诊

下列严重情况建议急救车转诊：

（1）意识丧失或模糊。

（2）血压＞180/110 mmHg 伴剧烈头痛、呕吐，或突发言语障碍和/或肢体瘫痪。

（3）血压显著升高伴持续性胸背部剧烈疼痛。

（4）血压升高伴下肢水肿、呼吸困难或不能平卧。

（5）胸闷、胸痛持续至少 10 min，伴大汗，心电图示至少 2 个导联 ST 段抬高，应以最快速度转诊，考虑溶栓或行急诊冠状动脉介入治疗。

（6）其他影响生命体征的严重情况，如意识淡漠伴血压过低或测不出、心率过慢或过快，突发全身严重过敏反应等。

十、高血压长期随访管理

1. 随访频率

常规每 3 个月随访 1 次，血压未达标患者，应 2 周内再次随访，仍未达标建议转诊治疗。转诊后 2 周内随访转诊情况。

2. 随访内容

随访时应询问上次随访至今是否有新诊断的合并症，如冠心病、心力衰竭、脑卒中、糖尿病、慢性肾脏疾病或外周动脉粥样硬化病等。每次随访均应查体（检查血压、心率等，超重或肥胖者应监测体重及腰围），生活方式评估及建议，了解服药依从性及不良反应情况，必要时调整治疗。

3. 年度评估

所有患者每年应进行 1 次年度评估，可与随访相结合。除了进行常规体格检查外，每年至少测量 1 次体重和腰围。建议每年进行必要的辅助检查，包括血常规、尿常规、生化（肌酐、尿酸、谷丙转氨酶、血钾、血糖、血脂）、心电图。有条件者可选做：动态血压监测、超声心动图、颈动脉超声、尿白蛋白/肌酐、胸片、眼底检查等。

第二章

继发性高血压

第一节　继发性高血压病因分类

　　继发性高血压是指由某些确定的疾病或病因引起的血压升高，约占所有高血压的 5%~10%。继发性高血压尽管所占比例并不高，但绝对人数仍相当多，而且某些继发性高血压，如原发性醛固酮增多症、嗜铬细胞瘤、肾血管性高血压、肾素分泌瘤等，可通过手术得到根治或改善。因此，及早明确诊断能明显提高治愈率及阻止病情进展。

　　继发性高血压的分类有多种，常见继发性高血压的主要疾病和病因见表 2-1。

表 2-1　继发性高血压的主要疾病和病因

1. 肾脏疾病	3. 心血管病变
肾小球肾炎	主动脉瓣关闭不全
慢性肾盂肾炎	完全性房室传导阻滞
先天性肾脏病变（多囊肾）	主动脉缩窄
继发性肾脏病变（结缔组织病，糖尿病肾病，肾淀粉样变等）	多发性大动脉炎
	4. 颅脑病变
肾动脉狭窄	脑肿瘤
肾肿瘤	脑外伤
2. 内分泌疾病	脑干感染
Cushing 综合征（皮质醇增多症）	5. 睡眠呼吸暂停综合征
嗜铬细胞瘤	6. 其他
原发性醛固酮增多症	妊娠高血压综合征
肾上腺性变态综合征	红细胞增多症
甲状腺功能亢进	药物（糖皮质激素，拟交感神经药，甘草）
甲状腺功能减退	
甲状旁腺功能亢进	
腺垂体功能亢进	
绝经期综合征	

继发性高血压的诊断思路

由于导致继发性高血压的病因众多，涉及的学科众多，因此，在平时诊治患者的过程中，医师不可能遇到高血压就从头到脚、从内到外地进行鉴别诊断，也不可能将每一相关学科的疾患均列入考虑之中，这样会使诊断的思路混乱，甚至忽略真正的病因。基层医师在临床工作中凡遇到以下情况时，要进行全面详尽的筛选检查：① 发病年龄<35 岁；② 血压升高的幅度大，通常≥180/110 mmHg；③ 血压难以控制，使用三联降压药（包括利尿剂）观察 1 个月后，非同日 3 次测量诊室血压 SBP≥160 mmHg 和（或）DBP≥100 mmHg，或动态血压 SBP≥140 mmHg 和（或）DBP≥90 mmHg；④ 常用的降压药物效果不佳；⑤ 血压波动幅度较大；⑥ 表现为阵发性高血压发作，尤其是伴有头痛、面色苍白、心悸和大汗者；⑦ 坚持服药血压控制良好的基础上血压突然变得难以控制；⑧ 两侧上肢血压不对称或下肢血压低于上肢者；⑨ 体格检查可闻及血管杂音；⑩ 低钾血症，尤其是严重的顽固性低钾血症，且在排除利尿剂、腹泻、进食差等原因后常规补钾效果不佳；⑪ 服用 RAAS 阻断剂后血清肌酐明显升高；⑫ 与左心功能不匹配的发作性肺水肿，尤其是夜间发作多见；⑬ 单侧肾脏萎缩或高血压并两肾大小不对称；⑭ 新发高血压伴有特殊体貌特征，如向心性肥胖、满月脸、痤疮等。

进行病因筛查时，虽然诊断技术的发展迅速，但永远不能忽视基础的病史询问、体格检查及常规化验，因为这些是诊断的基础，因此，对高血压患者要注意病史、体格检查及常规化验等临床资料的收集。

取得临床资料后，通过对临床资料的综合分析，应按继发性高血压有关原发疾病进行临床特点加以组合，想到引起相关的继发性高血压的各种疾病。再联系各种继发性高血压原发疾病的临床特点，初步确定某种继发性高血压的可疑对象，最后通过进一步的生化试验和特殊检查加以对某种继发性高血压疾病进行排除和确诊。以下就临床常见的现象举例说明：

如果患者血压呈持续性良性升高，血钾浓度低于正常值（多数在 3.0 mmol/L 以下），夜尿多，并有周期性麻痹史以及心电图出现 U 波时，应首先想到原发性醛固酮增多症，想到此病时应立即查低钠立位下的血浆肾素活性（PRA）及血浆醛固酮浓度（PAC），如果 PRA 极低接近于零，加之 PAC/PRA＞400，则原发性醛固酮增多症的诊断可初步确诊，进一步通过腹部肾上腺区及附近组织作 CT 和（或）MRI 检查一般可发现肿瘤或增大的肾上腺组织，否则查 ^{131}I-胆固醇、肾上腺皮质显像及地塞米松抑制试验为腺瘤的手术摘除做好定位准备，必要时可查立卧位试验及肾上腺静脉血激素测定，以鉴别同属原发性醛固酮增多症的腺瘤和增生。

根据上肢血压升高而下肢血压水平明显低于上肢，其上下肢血压差异＞30～70/0～30 mmHg，双侧上下肢血压对称，以及胸部左缘血管杂音并向背部传导而想到主动脉缩窄之可能，经 MRA、DSA 和（或）主动脉造影可基本排除或确诊。

当患者有肾炎史、贫血貌、血压持续性升高、血清尿素氮及肌酐高于正常时，应想到肾实质性高血压。先查腹部 B 超看双侧肾脏的大小、形态及结构的变化，再查核素肾功能显像加卡托普利试验，观察肾功能及血液灌注情况，必要时查肾脏活检，一般诊断并不困难。

有的患者血压不但升高而且波动大，同时出现怕热、多汗、面色苍白、四肢发凉等症状时，应首先想到嗜铬细胞瘤的可能，为了定性确诊，需查血浆儿茶酚胺浓度。如血浆儿茶酚胺浓度明显增高（静息状态下或发作间隙期），则嗜铬细胞瘤的诊断可以成立，进一步定位诊断则需通过：① 腔静脉分段取血查血浆儿茶酚胺浓度；② 按腔静脉分段取血的儿茶酚胺的峰值水平查 CT 和（或）MRI 以明确定位诊断；③ 核素 MIBG 显像。以上三项只需查 1～2 项，多可定位确诊，至于查哪一项根据医院条件而定。

恶性急进性高血压患者如对一般降压药物疗效不好，而对 ACEI 疗效明显时，还应想到肾素瘤，这时应在普通饮食下查 PRA 及 PAC。如普通饮食下的 PRA、PAC 明显高于正常，而无法证明肾血管性高血压的可能，则应高度怀疑肾素瘤之可能，这时应查双侧肾脏 CT、MRI 以求证实。必要时双侧肾静脉取血查 PRA。

对持续性进行性恶性血压升高的年轻患者及 50 岁以上原发性高血压患者，突然血压急进性升高及降压药物疗效不好者，应想到肾血管性高血压，加之四肢血压不对称，甚至有无脉现象及颈部和腹部听到血管杂音者，则对肾血管性高血压的诊断有更大的帮助，为明确肾血管性高血压的诊断，应查 DSA 及（或）腹主动脉造影及选择性肾动脉造影以明确诊断。必要时分侧肾静脉取血查 PRA，以判断手术预后。

针对基层医院，鉴于检验、检查的方法有限，当怀疑患者为继发性高血压，可以联系上级医院，转诊治疗。

第三节　常见继发性高血压的诊治

一、肾实质性高血压

肾实质性高血压包括急、慢性肾小球肾炎，糖尿病肾病，慢性肾盂肾炎，多囊肾和肾移植后等多种肾脏病变引起的高血压，是最常见的继发性高血压，终末期肾病 80%～90%合并高血压。肾实质性高血压的发生主要是由于肾单位大量丢失，导致水、钠潴留和细胞外容量增加，以及肾脏 RAAS 激活与排钠减少。高血压又进一步升高肾小球内囊压力，形成恶性循环，加重肾脏病变。

临床上有时难以将肾实质性高血压与原发性高血压伴肾脏损害完全区别开来。一般而言，除恶性高血压，原发性高血压很少出现明显蛋白尿，血尿不明显，肾功能减退首先从肾小管浓缩功能开始，肾小球滤过功能仍可长期保持正常或增强，直到最后阶段才有肾小球滤过降低，血肌酐上升；肾实质性高血压往往在发现血压升高时已有蛋白尿、血尿和贫血、肾小球滤过功能减退、肌酐清除率下降。如果条件允许，肾穿刺组织学检查有助于确立诊断。

肾实质性高血压必须严格限制钠盐摄入，每天的摄入量＜3 g；通常需要联合使用降压药物治疗，将血压控制在 130/80 mmHg 以下；如果不存在使用禁忌证，联合治疗方案中一般应包括 ACEI 或 ARB，有利于减少尿蛋白，延缓肾功能恶化。

二、肾血管性高血压

肾血管性高血压是单侧或双侧肾动脉主干或分支狭窄引起的高血压。常见病因有动脉粥样硬化、多发性大动脉炎和肾动脉纤维肌性发育不良，前者主要见于老年人，后两者主要见于青少年。肾血管性高血压的发生是由于肾血管狭窄，导致肾脏缺血，激活 RAAS。早期解除狭窄，可使血压恢复正常；长期或高血压基础上的肾动脉狭窄，解除狭窄后血压一般也不能完全恢复正常，持久严重的肾动脉狭窄会导致患侧甚至整体肾功能的损害。

凡进展迅速或突然加重的高血压，均应怀疑本症。体检时在上腹部或背部肋脊角处可闻及血管杂音。肾动脉彩超、放射性核素肾图、肾动脉 CT 及 MRI 检查有助于诊断，肾动脉造影可明确诊断和狭窄部位。

治疗方法可根据病情和条件选择介入手术、外科手术或药物治疗。治疗的目的不仅是降低血压，还在于保护肾功能。经皮肾动脉成形术及支架植入术较简便，对单侧非开口处局限性狭窄效果较好。手术治疗包括血运重建术、肾移植术和肾切除术，适用于不宜经皮肾动脉成形术患者。不适宜上述治疗的患者，可采用降压药物联合治疗。需要注意，双侧肾动脉狭窄、肾功能已受损或非狭窄侧肾功能较差患者禁忌使用 ACEI 或 ARB，因为这类药物解除了缺血肾脏出球小动脉的收缩作用，使肾小球内囊压力下降，肾功能恶化。

三、阻塞性睡眠呼吸暂停综合征

阻塞性睡眠呼吸暂停综合征（OSAS）包括睡眠期间上呼吸道肌肉塌陷、呼吸暂停或口鼻气流量大幅度减低，导致间歇性低氧、睡眠片段化、交感神经过度兴奋、神经体液调节障碍等。该类患者中高血压的发病率35%～80%。

多导睡眠呼吸监测仪（PSG）是诊断 OSAS 的"金标准"；呼吸暂停低通气指数（AHI）是指平均每小时睡眠呼吸暂停低通气的次数，依据 AHI 可将 OSAS 分为轻、中、重三度，轻度：AHI 5～15 次/小时；中度：AHI 15～30 次/小时；重度：AHI≥30 次/小时。

生活模式改良是治疗 OSAS 的基础，包括减重、适当运动、戒烟限酒、侧卧睡眠等；对轻度 OSAS 的患者，建议行口腔矫正器治疗；轻度 OSAS 但症状明显（如白天嗜睡、认知障碍、抑郁等），或并发心脑血管疾病和糖尿病等的患者，以及中、重度 OSAS 患者（AHI＞15 次/小时），建议给予无创通气（CPAP）治疗。

四、原发性醛固酮增多症

本症是肾上腺皮质增生或肿瘤分泌过多醛固酮所致。临床上以长期高血压伴低血钾为特征，亦有部分患者血钾正常，临床上常因此忽视了对本症的进一步检查。由于电解质代谢障碍，本症可有肌无力、周期性瘫痪、烦渴、多尿等症状。血压大多为轻、中度升高，患者中约 1/3 表现为难治性高血压。实验室检查有低血钾、高血钠、代谢性碱中毒、血浆肾素活性降低、血浆和尿醛固酮增多。血浆醛固酮/血浆肾素活性比值增大有较高的诊断敏感性和特异性。超声、放射性核素、CT、MRI 可确立病变性质和部位。选择性双侧肾上腺静脉血激素测定，对诊断有困难者有较高的诊断价值。

如果本症是肾上腺皮质腺瘤或癌肿所致，手术切除是最好的治疗方法。如果是肾上腺皮质增生，也可作肾上腺大部切除术，但效果相对较差，一般仍需使用降压药物治疗，选择醛固酮拮抗剂螺内酯和长效钙通道阻滞剂。

五、皮质醇增多症

皮质醇增多症主要是由于促肾上腺皮质激素（ACTH）分泌过多导致肾上腺皮质增生或者肾上腺皮质腺瘤，引起糖皮质激素过多所致。80%患者有高血压，同时有向心性肥胖、满月脸、水牛背、皮肤紫纹、毛发增多、血糖增高等表现。24 h 尿中 17-羟和 17-酮类固醇增多、地塞米松抑制试验和肾上腺皮质激素兴奋试验有助于诊断。颅内蝶鞍 X 线检查、肾上腺 CT 和放射性核素肾上腺扫描可确定病变部位。治疗主要采用手术、放射和药物方法根治病变本身，降压治疗可采用利尿剂或与其他降压药物联合应用。

六、嗜铬细胞瘤

嗜铬细胞瘤起源于肾上腺髓质、交感神经节和体内其他部位嗜铬组织，肿瘤间歇或持续释放过多肾上腺素、去甲肾上腺素与多巴胺。临床表现变化多端，典型的发作表现为阵发性血压升高伴心动过速、头痛、出汗、面色苍白。在发作期间可测定血或尿儿茶酚胺或其代谢产物 3-甲氧基-4-羟基苦杏仁酸（VMA），如有显著增高，提示嗜铬细胞瘤。超声、放射性核素、CT 或 MRI 可作定位诊断。

嗜铬细胞瘤大多为良性，约 10%嗜铬细胞瘤为恶性，手术切除效果好。手术前或恶性病变已有多处转移无法手术者，选择 α 和 β 受体拮抗剂联合降压治疗。

七、主动脉缩窄

主动脉缩窄多数为先天性，少数是多发性大动脉炎所致。临床表现为上臂血压增高，而下肢血压不高或降低。基层医师在临床工作中，要注意青年高血压人群上下肢血压的测量，要注意在肩胛间区、胸骨旁、腋部有侧支循环的动脉搏动和杂音，胸部听诊有血管杂音。胸部 X 线检查可见肋骨受侧支动脉侵蚀引起的切迹。主动脉造影可确定诊断。治疗主要采用介入扩张支架植入或外科手术方法。

第三章

特殊人群高血压

一、老年高血压的定义

患者年龄≥65 岁，在未使用降压药物的情况下，非同日 3 次测量血压，收缩压≥140 mmHg 和/或舒张压≥90 mmHg，即诊断为老年高血压（senile hypertension）。曾明确诊断高血压且正在接受降压药物治疗的老年人，虽然血压<140/90 mmHg，也应诊断为老年高血压。

二、流行病学与防治现状

我国流行病学调查显示，65 岁以上老年人中老年单纯收缩期高血压患病率近 60%，70 岁以上的高血压人群中老年单纯收缩期高血压患病率＞90%。随着年龄增长，老年人的收缩压呈渐增趋势，而舒张压呈降低趋势，出现脉压增大，最终导致老年单纯收缩期高血压（ISH）。脉压增大提示了大动脉硬化并与全因死亡、心血管死亡、脑卒中及冠心病发生均呈正相关。1991 年全国高血压抽样调查资料显示，我国年龄≥60 岁的老年人高血压患病率为 40.4%，2002 年全国营养调查显示该数值为 49.1%，2012—2015 年全国高血压分层多阶段随机抽样横断面调查资料显示该数值为 53.2%，高血压患病率总体呈增高趋势。2018 年调查资料显示，60～70 岁、70～80 岁、≥80 岁人群患病率分别为 54.4%、65.2%、66.7%。2004—2018 年间，无论男性、女性，60～69 岁人群，高血压患病率随年龄增长呈缓慢上升。

2012—2015 年调查资料显示，年龄≥60 岁人群高血压的"三率"（知晓率、治疗率和控制率）分别为 57.1%、51.4%和 18.2%，较 2002 年明显增高。2018 年调查资料显示，60～70 岁、70～80 岁、≥80 岁人群高血压知晓率、治疗率都近 50%，但控制率在 13.4%～14.8%，略高于年轻人。2004—2018 年间，无论男性、女性，60～69 岁人群，高血压"三率"上升明显。值得注意的是，老年高血压患者血压的控制率并未随着服药数量的增加而改善。

高血压知晓率、治疗率和控制率是反映高血压流行趋势与防治状况的重要指标。尽管许多临床证据表明降压治疗可以使老年患者获益，但在全球范围内，老年高血压治疗率及控制率均较低。

三、病因和发病机制

老年高血压以收缩压升高为主，究其原因为主动脉弹性减退，舒张期主动脉回缩力减小，小动脉收缩以帮助在收缩期阻抗血流，因此收缩压升高，脉压增大。老年高血压血压波动大，清晨高血压的发病原因是清晨时交感活性增加，儿茶酚胺类缩血管物质水平升高；肾素-血管紧张素-醛固酮系统（renin angiotensin aldosterone system，RAAS）激活，且糖皮质激素分泌增加，这些因素共同导致了清晨高血压风险的增加。清晨是心脑血管事件的高发时间，而血压明显升高是促发心脑血管事件的重要因素。

直立性血压变异的原因：① 衰老导致心血管系统退行性改变，压力感受器敏感性减退、血管顺应性因动脉硬化而降低、心率反应减弱；② 药物因素，常用的抗高血压药物、某些抗精神疾病药物、三环类抗抑郁药、抗肿瘤药物等；③ 疾病因素，致使血容量不足的系统性疾病、自主神经功能障碍疾病以及周围神经病变。餐后低血压在居家护理的老年人中患病率为 24%～36%，在我国住院老年患者中为 74.7%。其发病机制主要为餐后内脏血流量增加，回心血量和心排血量减少；压力感受器敏感性减低，交感神经代偿功能不全；餐后具有扩张血管作用的血管活性肽分泌增多。

老年人血压昼夜节律异常与老年动脉硬化、血管壁僵硬度增加和血压调节中枢功能减退有关。白大衣性高血压的发病原因和机制可能为患者在医疗环境中精神紧张，交感神经活性增强；基础疾病如血脂、血糖等代谢紊乱等。假性高血压是动脉顺应性下降及动脉僵硬度增高的结果，周围肌性动脉由于动脉粥样硬化进展，袖带内必须有更高的压力去压迫动脉，从而表现为袖带测压高于直接测量血压，出现血压测量值假性升高。

四、老年高血压的特点

随着年龄增长，老年人的大动脉弹性下降，动脉僵硬度增加；压力感受器反射敏感性和 β 肾上腺素能系统反应性降低；肾脏维持离子平衡能力下降，表现为容量负荷增多和血管外周阻力增加。因此，老年高血压具有以下特点：

1. 收缩压增高，脉压增大

我国老年单纯收缩期高血压（ISH）发生率高，因主动脉弹性减弱，舒张期主动脉回缩力减小以及主动脉瓣膜反流而表现为舒张压低；也有部分患者舒张压升高，但升高幅度低于收缩压升高幅度，进而表现为脉压增大，脉压大与患者总死亡率和心血管事件呈显著正相关。

2. 异常血压波动，昼夜节律异常

增龄过程中，心血管系统发生一系列改变，表现为神经-体液调节能力下降（容量负荷增多和血管外周阻力增加）、压力感受器反射敏感性降低、β 肾上腺素能系统反应性降低，导致血压调节能力下降。老年人的血压更易受体位改变、进餐、情绪、季节或温度等影响，引起异常血压波动。最常见为体位性低血压（OH）、餐后低血压。老年人血压昼夜节律异常的发生率高，可表现为夜间血压下降幅度大于 20%（超构型）、或夜间血压高于白天血压（反构型），导致心、脑、肾等靶器官损害的危险增加。清晨时交感

活性增加，儿茶酚胺类缩血管物质水平升高；肾素-血管紧张素-醛固酮系统（RAAS）激活，同时，糖皮质激素分泌增加，导致了清晨高血压风险的增加。

3. 动脉僵硬度增加

老年高血压患者动脉僵硬度增加，表现为脉搏波传导速度（PWV）增快（颈股动脉 PWV 大于 10 m/s、臂踝动脉 PWV 大于 14 m/s）。动脉硬化与高血压互为因果，但早于高血压和其他靶器官受损出现，PWV 增快是血管衰老的表现形式，是心血管事件和全因死亡的强预测因子。

4. 白大衣性高血压、假性高血压增多

老年患者在医疗环境中情绪紧张，交感神经活性增强，容易出现白大衣性高血压。由于老年患者血管钙化多，因此，假性高血压也不少见。

5. 老年高血压患者合并症多，高龄患者多合并衰弱

老年高血压患者常伴有多种危险因素，合并糖尿病、高脂血症、冠心病、肾功能不全和脑血管病等相关疾病。我国 60 岁以上的社区老年人约有 10%患有衰弱，85 岁以上的老年人约 25%合并衰弱。衰弱已经被证实与不良心血管事件、不良预后相关。

五、辅助检查

多数老年患者通过诊室测量即可诊断高血压。对于部分疑似诊室高血压或者隐匿性高血压的患者进行 24 h 或 48 h 动态血压监测有助于明确诊断。家庭自测血压对于确诊高血压也有帮助，但需要注意其测量结果的可靠性。高血压的主要危害在于导致心、脑、肾、外周血管等靶器官损害，防治高血压的目的在于通过控制血压水平，最大程度地降低患者心血管系统危险性，因而对于确诊高血压的患者还需通过询问病史、临床症状、体格检查以及必要的辅助检查，了解患者是否存在其他心血管危险因素以及高血压所致的靶器官损害与其他并存疾病，为患者的心血管系统整体风险

评估提供依据。

根据我国高血压防治指南，高血压患者需要进行的基本辅助检查包括血常规、尿液分析、血糖、血脂、血尿酸、血肌酐、血钾及心电图。若患者条件允许或病情需要，还应检查心脏超声、颈动脉超声、C 反应蛋白、尿微量白蛋白（糖尿病患者必查）、尿蛋白定量、眼底检查及 X 线胸片。部分患者可能需要进行更为复杂的辅助检查，如心功能、肾功能、头部 CT 或者 MRI、肾和肾上腺超声、肾动脉造影，并测定肾素、醛固酮、糖皮质激素和儿茶酚胺水平等，这些辅助检查有助于深入了解患者的靶器官损害情况并鉴别是否存在继发性高血压。

六、诊断及鉴别诊断

1. 诊　断

老年高血压的分级诊断标准与成年人相同，详见原发性高血压章节。

规范化测量血压对于正确诊断老年高血压至关重要，针对老年人群测量血压应注意以下问题：① 由于老年人常伴有明显的动脉硬化，因而假性高血压更为常见，正确判定是否为假性高血压有助于避免过度的降压治疗。对于诊疗过程中伴有血压过度降低表现且无明显靶器官损害的顽固性高血压患者，应注意甄别是否为假性高血压；② 老年人诊室高血压更为常见，对于诊室血压持续增高但无靶器官损害者应进行动态血压监测以评估是否存在诊室高血压；③ 与诊室血压测量相比，非诊室血压检测（家庭自测血压与动态血压监测）有助于避免医疗环境对血压测量结果的影响，使检测结果更为准确、客观，同时还可增加测量次数，更为全面地了解不同时间段内血压的波动情况；④ 监测立位血压，观察有无直立性低血压，因此初次测量血压和调整用药后，应测量直立位 1 min 和 5 min 后的血压。

常用的血压监测有 3 种方式——诊室血压测量、动态血压测量及家庭自测血压。鼓励老年高血压患者开展家庭自测血压和动态血压监测，定期进行双上肢和不同体位（立、卧位）血压测量。需要注意的是高血压诊断与分类的依据是，诊室坐位血压测量结果。近年来我国家庭自测血压与动态血压监测应用日益广泛。在应用符合计量标准的血压测量工具且测量操作规范的前提下，家庭自测血压与动态血压监测也可作为高血压诊断与疗效评估的依据。诊室血压与家庭自测血压、动态血压测量的诊断标准见表3-1。

表 3-1　诊室血压与诊室外血压测量的高血压诊断标准　　　　单位：mmHg

血压	诊断标准	临床意义
诊室血压	≥140/90	临床诊断及分级的标准方法及主要依据。存在白大衣效应、不易发现隐匿性高血压
家庭自测血压	≥135/85	发现白大衣效应、隐匿性高血压。日常监测易操作，评价血压的波动性
24 h 动态血压均值	≥130/80	应用于高血压诊断、检测及治疗，鉴别夜间高血压、隐匿性高血压，有助于预测靶器官损害及心血管事件风险
日间均值	≥135/85	
夜间均值	≥120/70	

2. 鉴别诊断

根据有无明确病因，可将高血压分为原发性高血压（无明确病因者）与继发性高血压（存在引起血压升高的明确原因），其中，前者约占90%。对于确诊高血压的患者，鉴别诊断的主要目的是筛查有无导血压升高的其他疾病，判断其为原发性高血压或继发性高血压。继发性高血压的常见类型包括以下几类：

（1）肾实质性高血压。由肾器质性疾病（如肾小球肾炎、肾病等）所致。经过详细了解病史、体格检查，以及检验尿常规、尿蛋白定量、血肌酐等有助于明确诊断。

（2）肾血管性高血压。肾动脉狭窄也是继发性高血压的常见原因，多由大动脉炎或动脉粥样硬化所致。在临床上可表现为腹部血管杂音、高血钾、肾功能减退、肾体积缩小等，应用超声、增强螺旋CT、磁共振血管成像、肾动脉造影可明确诊断。

（3）嗜铬细胞瘤。血压严重升高且剧烈波动时应疑及本病，检测血液与尿液儿茶酚胺水平，并结合肾上腺超声或其他影像学检查手段可明确诊断。

（4）原发性醛固酮增多症。常表现为顽固性高血压伴低血钾，检测血液醛固酮水平、血钾和肾素活性，并结合肾影像学检查有助于确诊。

（5）库欣综合征。根据患者的特殊体型及尿液氢化可的松检测可确诊。

（6）睡眠呼吸障碍性疾病。了解患者睡眠时是否打鼾、必要时辅以睡眠呼吸监测可明确诊断。

（7）药物所致的高血压。老年人常应用多种药物，其中部分药物（如非甾体类消炎药、口服避孕药、类固醇、甘草制剂等）可引起血压升高，了解患者用药情况可予以鉴别。

七、治 疗

（一）初诊老年高血压患者的评估及监测流程（图 3-1）

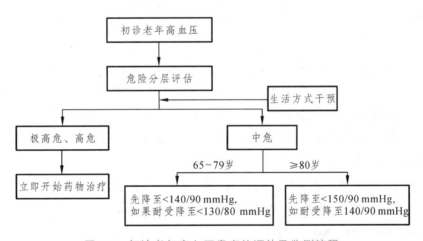

图 3-1　初诊老年高血压患者的评估及监测流程

（二）治疗目的

高血压患者的主要治疗目标是改善症状和生活质量，减少心脑肾与血管并发症的发生，降低死亡的总风险。

（三）治疗时机与目标值

推荐 65～79 岁且血压≥150/90 mmHg 或血压≥140/90 mmHg 的心血管病高危患者开始药物治疗，建议将血压降至<140/90 mmHg，如能耐受，可进一步降至<130/80 mmHg；建议≥80 岁且收缩压≥150 mmHg 的患者开始药物治疗，先降至<150/90 mmHg；如能耐受，可进一步降至<140/90 mmHg 以下；对于衰弱且血压≥160/90 mmHg 的老年人，应考虑启动降压药物治疗，建议个体化制定血压目标值，但收缩压尽量不低于 130 mmHg，见表 3-2。

表 3-2　高血压药物治疗时机及目标值

分类	起始降压药物治疗时机	降压目标
65～79 岁	血压≥150/90 mmHg 推荐开始药物治疗；或≥140/90 mmHg 的心血管病高危患者	先降至<140/90 mmHg，如能耐受，可进一步降至<130/80 mmHg
≥80 岁	收缩压≥150 mmHg 开始药物治疗	先降至<150/90 mmHg；如能耐受，可进一步降至<140/90 mmHg 以下
衰弱老年人	≥160/90 mmHg，应考虑启动降压药物治疗	个体化血压目标值，但收缩压尽量不低于 130 mmHg

（四）治疗方法

1. 非药物治疗

改善生活方式，包括符合老年生理特点的健康饮食、规律运动、戒烟限酒、保持健康体重、改善睡眠、避免久坐等。

2. 药物治疗

常用降压药物包括血管紧张素转换酶抑制剂（ACEI）、血管紧张素受体阻断剂（ARB）、钙通道阻滞剂（CCB）、利尿剂、β受体阻断剂、血管紧张素受体脑啡肽酶抑制剂（ARNI），以及由上述药物组成的单片固定复方制剂（SPC）。联合药物治疗首选 SPC 起始，优选 ACEI 或 ARB 联合小剂量 CCB 或噻嗪类利尿剂。不建议 β 受体阻滞剂作为 ISH 患者的首选，除非有 β 受体阻滞剂使用强适应证，如合并冠心病或心力衰竭。此外，对于良性前列腺增生及难治高血压患者，α 受体阻滞剂亦可作为辅助用药。ARNI 作为新的降压药物被推荐。需要注意的是：大多数高于靶目标值 20 mmHg 以上的老年患者，起始可采用两药联合；两药联合仍不达标者，可采用机制互补的 3 种药物联合治疗；≥80 岁和衰弱患者，推荐初始小剂量单药治疗。SPC 可增加老年患者的治疗依从性。降压需遵循的原则：小剂量、长效、联合、适度、个体化。强调收缩压达标，同时避免过度降低血压。

3. 衰弱患者降压治疗

由于现有老年高血压研究均排除了衰弱等老年综合征患者，缺乏循证医学证据。因此，建议高龄患者的降压治疗应在评估衰弱状态后，基于伴随疾病及严密监测和治疗效果来确定个体化治疗方案，特别是近 1 年内体重下降＞5%或有跌倒风险，部分高龄患者需要维持较高的血压以保证组织器官的灌注。

八、转　诊

需转诊人群主要包括起病急、症状重、怀疑继发性高血压，以及多种药物无法控制的难治性高血压患者。转诊后 2 周内基层医务人员应主动随访，了解患者在上级医院的诊断结果或治疗效果，达标者恢复常规随访，预约下次随访时间；如未能确诊或达标，仍建议在上级医院进一步治疗。

1. 初诊转诊

（1）血压显著升高≥180/110 mmHg，经短期处理仍无法控制。

（2）怀疑新出现心、脑、肾并发症或其他严重临床情况。

（3）怀疑继发性高血压。

（4）因诊断需要到上级医院进一步检查。

2. 随访转诊

（1）至少三种降压药物足量使用，血压仍未达标。

（2）血压明显波动并难以控制。

（3）怀疑与降压药物相关且难以处理的不良反应。

（4）随访过程中发现严重临床疾病或心、脑、肾损害而难以处理。

3. 急救车转诊

下列严重情况建议急救车转诊：

（1）意识丧失或模糊。

（2）血压＞180/110 mmHg 伴剧烈头痛、呕吐，或突发言语障碍和/或肢体瘫痪。

（3）血压显著升高伴持续性胸背部剧烈疼痛。

（4）血压升高伴下肢水肿、呼吸困难或不能平卧。

（5）胸闷、胸痛持续至少 10 min，伴大汗，心电图示至少 2 个导联 ST 段抬高，应以最快速度转诊，考虑溶栓或行急诊冠状动脉介入治疗。

（6）其他影响生命体征的严重情况，如意识淡漠伴血压过低或测不出、心率过慢或过快，突发全身严重过敏反应等。

九、随访与血压管理

老年高血压患者需要随访与管理，建议启动新药或者调药治疗后，每月随访评价依从性及治疗反应，根据血压水平及时调整治疗方案，直到降压达标。

1. 高血压随访内容

随访内容包括：血压值达标情况、是否发生过体位性低血压、是否有药物不良反应、治疗的依从性、生活方式改变情况、是否需要调整降压药物剂量，实验室检查包括电解质、肾功能情况及其他靶器官损伤情况等，社区支持及远程管理也具有重要作用。

2. 高血压随访管理流程（图 3-2）

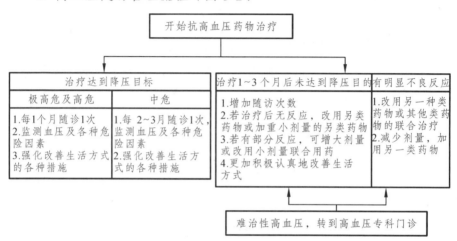

图 3-2　高血压随访管理流程

第二节　妊娠期高血压

妊娠期高血压疾病（Hypertensive Disorders of Pregnancy，HDP）是妊娠与血压升高并存的一组疾病，发生率 5%～12%。该组疾病包括妊娠期高血压（gestational hypertension）、子痫前期（preeclampsia）、子痫（eclampsia），以及慢性高血压并发子痫前期（chronic hypertension with superimposed preeclampsia）和妊娠合并慢性高血压（chronic hypertension），严重影响母婴健康，是孕产妇和围产儿病死率升高的主要原因。

一、分类与临床表现

妊娠期高血压疾病的分类与临床表现见表 3-3。

表 3-3　妊娠期高血压疾病分类与临床表现

分类	临床表现
妊娠期高血压	妊娠 20 周后出现高血压，收缩压≥140 mmHg 和（或）舒张压≥90 mmHg，于产后 12 周内恢复正常；尿蛋白（-）；产后方可确诊
子痫前期	妊娠 20 周后出现收缩压≥140 mmHg 和（或）舒张压≥90 mmHg，伴有尿蛋白≥0.3 g/24 h，或随机尿蛋白（+） 或虽无蛋白尿，但合并下列任何一项者： • 血小板减少（血小板<100×10⁹/L） • 肝功能损害（血清转氨酶水平为正常值 2 倍以上） • 肾功能损害（血肌酐水平大于 1.1 mg/dL 或为正常值 2 倍以上） • 肺水肿 • 新发生的中枢神经系统异常或视觉障碍
子痫	子痫前期基础上发生不能用其他原因解释的抽搐
慢性高血压并发子痫前期	慢性高血压妇女妊娠前无蛋白尿，妊娠 20 周后出现蛋白尿；或妊娠前有蛋白尿，妊娠后蛋白尿明显增加，或血压进一步升高，或出现血小板减少<100×10⁹/L，或出现其他肝肾功能损害、肺水肿、神经系统异常或视觉障碍等严重表现
妊娠合并慢性高血压	妊娠 20 周前收缩压≥140 mmHg 和（或）舒张压≥90 mmHg（除外滋养细胞疾病），妊娠期无明显加重；或妊娠 20 周后首次诊断高血压并持续到产后 12 周以后

注：（1）普遍认为<34 周发病者为早发型子痫前期（early onset preeclampsia）；
　　（2）大量蛋白尿（24 h 蛋白尿≥5 g）既不作为评判子痫前期严重程度的标准，亦不作为终止妊娠的指征，但需严密监测。

二、子痫前期-子痫

子痫前期-子痫是妊娠期特有的疾病，在妊娠 20 周之后发生。本病是一种动态性疾病，病情可呈持续性进展，是疾病严重程度的延续性。

（一）子痫前期

1. 病因及发病机制

至今病因和发病机制尚未完全阐明。子痫前期是一种多因素、多机制及多通路致病的疾病，无法以"一元论"来解释，这就是子痫前期病因的异质性，有学者提出子痫前期发病机制"两阶段"学说（图 3-3）。第一阶段为临床前期，即子宫螺旋动脉滋养细胞重铸障碍，导致胎盘缺血、缺氧，释放多种胎盘因子；第二阶段胎盘因子进入母体血液循环，促进系统性炎症反应的激活及血管内皮损伤，引起子痫前期-子痫多样化的临床表现。有关病因和发病机制的主要学说有以下几种：

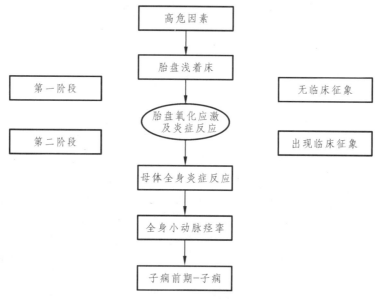

图 3-3　子痫前期发病机制"两阶段学说"示意图

（1）子宫螺旋小动脉重铸不足：正常妊娠时，细胞滋养层细胞分化为绒毛滋养细胞和绒毛外滋养细胞。子痫前期绒毛外滋养细胞浸润能力受损，造成"胎盘浅着床"和子宫螺旋动脉重铸极其不足，仅蜕膜层血管重铸，子宫螺旋动脉的管腔径为正常妊娠的 1/2，血管阻力增大，胎盘灌注减少，从而引发子痫前期的一系列症状。但造成子宫螺旋小动脉重铸不足的机制尚待研究。

（2）炎症免疫过度激活：子痫前期患者无论是母胎界面局部还是全身均存在炎症免疫反应过度激活现象。现有证据显示，母胎界面局部处于主导地位的天然免疫系统在子痫前期发病中起重要作用，特异性免疫研究集中在 T 细胞，正常妊娠时母体 Th1/Th2 免疫状态向 Th2 漂移，但子痫前期患者蜕膜局部 T 淋巴细胞向 Th1 型漂移。近年发现，CD4×CD25×调节性 T 细胞（regulatory T cell，Treg 细胞）参与 Th1/Th2 免疫状态的调控。当 Treg 细胞显著减少时，促进 Th1 占优势，使母体对胚胎免疫耐受降低，引发子痫前期。

（3）血管内皮细胞受损：血管内皮细胞损伤是子痫前期的基本病理变化之一，它使扩血管物质如一氧化氮（NO）、前列环素 I_2 合成减少，而缩血管物质如内皮素（ET）、血栓素 A_2 等合成增加，从而促进血管痉挛。此外血管内皮损伤还可激活血小板及凝血因子，加重子痫前期的高凝状态。引起子痫前期血管内皮损伤的因素很多，如炎性介质：肿瘤坏死因子、白细胞介素-6、极低密度脂蛋白等，还有氧化应激反应。

（4）遗传因素：子痫前期具有家族倾向性，提示遗传因素与该病发生有关，但遗传方式尚不明确。

（5）营养缺乏：已发现多种营养因素如低白蛋白血症、钙、镁、锌、硒等缺乏与子痫前期发生发展　可能有关，但是这些证据需要更多的临床研究进一步证实。

2. 病理生理变化

基本病理生理变化是全身小血管痉挛和血管内皮损伤。全身各脏器各系统灌注减少，对母儿造成危害，甚至导致母儿死亡。由于该病表现为多脏器和系统损害，故有学者提出子痫前期-子痫综合征（preeclampsia-eclampsia syndrome）的概念。

（1）脑。脑血管痉挛，通透性增加，导致脑水肿、充血、局部缺血、血栓形成及出血等。而子痫的发生与脑血管自身调节功能丧失相关。

（2）肾脏。肾小球扩张，内皮细胞肿胀，纤维素沉积于内皮细胞。血浆蛋白自肾小球漏出形成蛋白尿。肾脏功能严重损害可致少尿及肾衰竭。

（3）肝脏。表现为血清转氨酶水平升高。严重时肝包膜下血肿形成，甚至发生肝破裂。

（4）心血管。血管痉挛，血压升高，外周阻力增加，心肌收缩力受损和射血阻力增加，导致心肌缺血、间质水肿、心肌点状出血或坏死、肺水肿，严重时导致心力衰竭。

（5）血液。由于全身小动脉痉挛，血管壁渗透性增加，血液浓缩，血细胞比容上升。当血细胞比容下降时，多合并贫血或红细胞受损或溶血。

（6）内分泌及代谢。子痫抽搐后，可出现乳酸性酸中毒及呼吸代偿性的二氧化碳丢失，可致血中碳酸盐浓度降低。

（7）子宫胎盘血流灌注。子宫螺旋动脉重铸不足导致胎盘灌注下降，胎盘功能下降，胎儿生长受限，胎儿窘迫。若胎盘床血管破裂可致胎盘早剥，严重时母儿死亡。

3. 诊　断

根据病史、临床表现及辅助检查即可作出诊断，由于该病临床表现的多样性，应注意评估有无多脏器损害。

（1）病史。注意询问妊娠前有无高血压、肾病、糖尿病、系统性红斑狼疮、血栓性疾病等病史，有无妊娠期高血压疾病家族史，了解患者此次妊娠后高血压、蛋白尿、头痛、视力模糊、上腹疼痛、少尿、抽搐等症状出现的时间和严重程度。

（2）高血压。同一手臂至少 2 次测量，收缩压≥140 mmHg 和（或）舒张压≥90 mmHg 定义为高血压。若血压较基础血压升高 30/15 mmHg，但低于 140/90 mmHg 时，不作为诊断依据，但需严密观察。对首次发现血压升高者，应间隔 4 h 或以上复测血压。对于收缩压≥160 mmHg 和（或）舒张压≥110 mmHg 的严重高血压，为观察病情指导治疗，应密切观察血压。为确保测量准确性，应选择型号合适的袖带（袖带长度应该是上臂围的 1.5 倍）。

（3）蛋白尿。高危孕妇每次产检均应检测尿蛋白，尿蛋白检查应选中段尿，对可疑子痫前期孕妇应测 24 h 尿蛋白定量。尿蛋白的诊断标准有 2 个：① 尿蛋白定性≥（+）；② 尿蛋白≥0.3 g/24 h。随机尿蛋白定性不准确，只有定量方法不可用时才考虑使用。要注意避免阴道分泌物或羊水污染尿液。注意以下情况：泌尿系统感染、严重贫血、心力衰竭和难产时，可导致蛋白尿。

（4）辅助检查。应进行以下常规检查：① 血常规；② 尿常规；③ 肝功能；④ 肾功能、尿酸；⑤ 凝血功能；⑥ 心电图；⑦ 电子胎心监护；⑧ 超声检查胎儿、胎盘和羊水等。

（5）重度子痫前期的诊断标准。子痫前期伴有下面任何一种表现：

① 收缩压≥160 mmHg，或舒张压≥110 mmHg（卧床休息，两次测量间隔至少 4 h）；

② 血小板减少（血小板<100×10^9/L）；

③ 肝功能损害（血清转氨酶水平为正常值 2 倍以上），严重持续性右上腹或上腹疼痛，不能用其他疾病解释，或二者均存在；

④ 肾功能损害（血肌酐水平大于 1.1 mg/dL 或无其他肾脏疾病时肌酐浓度为正常值 2 倍以上）；

⑤ 肺水肿；

⑥ 新发生的中枢神经系统异常或视觉障碍。

4. 鉴别诊断

妊娠期高血压、子痫前期主要与慢性肾炎相鉴别，妊娠期发生急性肾炎者较少见。妊娠前已存在慢性肾炎病变者，妊娠期常可发现蛋白尿，重者可发现管型及肾功能损害，伴有持续性血压升高，眼底可有肾炎性视网膜病变。隐匿型肾炎较难鉴别，需仔细询问相关病史，应进一步做肾小球及肾小管功能检查。本病还应与妊娠合并慢性高血压相鉴别，后者在妊娠前已存在高血压疾病。

5. 预测与预防

加强科普宣传，提高公众对妊娠相关高血压疾病的认识；强化医务人员培训，注意识别子痫前期的高危因素；应在妊娠前、妊娠早期和对任何时期首诊的孕妇进行高危因素的筛查、预测和预防。

（1）早期预测。

妊娠期高血压疾病孕妇发病背景复杂，尤其是子痫前期病因尚不清楚，至今仍未能建立有效且特异性高的子痫前期预测方法。孕妇风险因素仍是妊娠早期排查和筛选高危群体的重要临床指标。妊娠前和妊娠各期产科检查首诊时都要注意临床风险因素的筛查，见表 3-4。

表 3-4　孕妇发生子痫前期的风险因素

类别	风险因素
病史及家族遗传史	既往子痫前期史，子痫前期家族史（母亲或姐妹），高血压遗传因素等
一般情况	年龄＞35 岁，妊娠前 BMI＞28 kg/m²
有内科疾病史或隐匿存在（潜在）的基础病理因素或疾病	高血压病、肾脏疾病、糖尿病或自身免疫性疾病如系统性红斑狼疮、抗磷脂综合征等，存在高血压危险因素如阻塞性睡眠呼吸暂停
本次妊娠的情况	初次妊娠、妊娠间隔时间＞10 年：收缩压≥130 mmHg 或舒张压≥80 mmHg（首次产前检查时、妊娠早期或妊娠任何时期检查时），妊娠早期尿蛋白定量≥0.3 g/24 h
	或持续存在随机尿蛋白≥（＋）、多胎妊娠
本次妊娠的产前检查情况	不规律的产前检查或产前检查不适当（包括产前质），饮食、环类用素

（2）注意预警信息和评估。

子痫前期的预警信息包括病理性水肿、体重过度增加、血压处于正常高限［也称为高血压前期（prehypertension）：收缩压为 131～139 mmHg 和（或）舒张压 81～89 mmHg］、血压波动（相对性血压升高）、胎儿生长受限趋势、血小板计数呈下降趋势及无原因的低蛋白血症等。对于出现的各种预警信息，需要仔细排查各种原因和予以矫正。要密切监测血压变化，增加产前检查的次数，注意孕妇的自觉症状，必要时住院观察。

（3）早期预防。

对低危人群目前尚无有效的预防方法。对预测发现的高危人群，可能有效的预防措施有：

① 适度锻炼。妊娠期应适度锻炼，合理安排休息，以保持妊娠期身体健康。

② 合理饮食。妊娠期不推荐严格限制盐的摄入，也不推荐肥胖孕妇限制热量摄入。

③ 补钙。低钙摄入（摄入量＜600 mg/d）的孕妇建议补钙，每日口服1.5～2.0 g。

④ 阿司匹林治疗。抗凝治疗主要针对有特定子痫前期高危因素者。用法：可从妊娠 12～16 周，最晚不超过妊娠 20 周开始使用，每晚睡前口服低剂量阿司匹林 100～150 mg 至 36 周，或者至终止妊娠前 5～10 日停用。

6. 治 疗

治疗目的是控制病情、延长孕周、尽可能保障母儿安全。治疗原则主要为降压、解痉、镇静等；密切监测母儿情况；适时终止妊娠是最有效的处理措施。

（1）评估和监测。

评估和监测的内容及频率需根据病情严重程度决定。包括：① 症状：血压、有无头痛、眼花、胸闷、腹部疼痛、胎动、阴道流血、尿量、孕妇体重变化等；② 辅助检查：血常规、尿常规、随机尿蛋白/肌酐、24 小时尿蛋白定量、肝肾功能、凝血功能、电子胎心监护、产科超声检查、脐动脉血流、孕妇超声心动图检查等。

（2）一般处理。

① 妊娠期高血压和子痫前期患者可门诊治疗，重度子痫前期患者应住院治疗。

② 应注意适当休息，保证充足的蛋白质和热量，不建议限制食盐摄入。

③ 保证充足睡眠，必要时可睡前口服地西泮 2.5～5 mg。

（3）降压。

降压治疗的目的：预防子痫、心脑血管意外和胎盘早剥等严重母儿并发症。收缩压≥160 mmHg 和（或）舒张压≥110 mmHg 的严重高血压必须降压治疗；收缩压≥150 mmHg 和（或）舒张压≥100 mmHg 的非严重高血压建议降压治疗；收缩压 140～150 mmHg 和（或）舒张压 90～100 mmHg 不建议治疗，但对并发脏器功能损伤者可考虑降压治疗。妊娠前已用降压药治疗的孕妇应继续降压治疗。

目标血压：未并发脏器功能损伤者，收缩压应控制在 130～155 mmHg，舒张压应控制在 80～105 mmHg；并发脏器功能损伤者，则收缩压应控制在 130～139 mmHg，舒张压应控制在 80～89 mmHg。降压过程力求下降平稳，不可波动过大。为保证子宫胎盘血流灌注，血压不建议低于 130/80 mmHg。

常用口服降压药物降压，若口服药物控制血压不理想，可静脉用药。为防止血液浓缩、有效循环血量减少和高凝倾向，妊娠期一般不使用利尿剂降压。不推荐使用阿替洛尔和哌唑嗪，禁止使用血管紧张素转换酶抑制剂（ACEI）和血管紧张素 II 受体拮抗剂（ARB）。常用的降压药物如下。

① 拉贝洛尔（labetalol）：α、β 能肾上腺素受体阻滞剂，降低血压但不影响肾及胎盘血流量，并可对抗血小板凝集，促进胎儿肺成熟。该药显效快，不引起血压过低或反射性心动过速。用法：50～150 mg 口服，3～4 次/日。静脉注射：初始剂量 20 mg，10 min 后若无有效降压则剂量加倍，最大单次剂量 80 mg，直至血压控制，每日最大总剂量 220 mg。静脉滴注：50～100 mg 加入 5%葡萄糖 250～500 mL，根据血压调整滴速，待血压稳定后改口服。

② 硝苯地平（nifedipine）：钙离子通道阻滞剂，可解除外周血管痉挛，使全身血管扩张，血压下降，由于其降压作用迅速，一般不主张舌下含化。用法：口服 10 mg，3～4 次/日，必要时可以加量，一般一日 30～90 mg，24 小时总量不超过 120 mg。其副作用为心悸、头痛，使用时需监测血压变化，警惕血压太低而造成的严重并发症。因其与硫酸镁有协同作用，故不建议联合使用。

③ 硝酸甘油（nitroglycerin）：作用于氧化亚氮合酶，可同时扩张动脉和静脉，降低前后负荷，主要用于合并心力衰竭和急性冠脉综合征时高血压急症的降压治疗。起始剂量 5～10 μg/min 静脉滴注，每 5～10 min 增加

滴速至维持剂量 20 ~ 50 μg/min。

④ 硝普钠（sodium nitroprusside）：强效血管扩张剂，扩张周围血管使血压下降。由于药物能迅速通过胎盘进入胎儿体内，并保持较高浓度，其代谢产物（氰化物）对胎儿有毒性作用，不宜在妊娠期使用。分娩期或产后血压过高，应用其他降压药效果不佳时，方考虑使用。用法：50 mg 加入 5%葡萄糖溶液 500 mL，以 0.5 ~ 0.8 μg/（kg·min）静脉缓滴。妊娠期应用仅适用于其他降压药物无效的高血压危象孕妇。用药期间，应严密监测血压及心率。

（4）解痉。

硫酸镁是子痫治疗的一线药物，也是重度子痫前期预防子痫发作的关键药物。硫酸镁控制子痫再次发作的效果优于地西泮、苯巴比妥和冬眠合剂等镇静药物。除非存在硫酸镁应用禁忌或硫酸镁治疗效果不佳，否则不推荐使用地西泮和苯妥英钠等用于子痫的预防或治疗。

① 作用机制：镁离子可通过下列机制解痉：a.骨骼肌松弛；b.缓解血管痉挛状态；c.减少血管内皮损伤；d.提高孕妇和胎儿血红蛋白的亲和力，改善氧代谢。

② 用药指征：a.控制子痫抽搐及防止再抽搐；b.预防重度子痫前期发展成为子痫；c.重度子痫前期患者临产前用药，预防产时子痫或产后子痫。硫酸镁不可作为降压药使用。

③ 用药原则：a.预防和治疗子痫的硫酸镁用药方案相同；b.分娩前未使用硫酸镁者，分娩过程中可使用硫酸镁，并持续至产后至少 24 ~ 48 h；c.注意保持硫酸镁血药浓度的稳定性。

④ 用药方案：静脉用药：负荷剂量硫酸镁 4 ~ 6 g，溶于 25%葡萄糖 20 mL 静推（15 ~ 20 min），或者溶于 5%葡萄糖 100 mL 快速静滴（15 ~ 20 min），继而硫酸镁 1 ~ 2 g/h 静滴维持。为了夜间有更好的睡眠，可在睡眠前停用静脉给药，改为肌内注射一次，用法：25%硫酸镁 20 mL+2%利多卡因 2 mL 深部臀肌内注射。硫酸镁 24 h 用药总量一般不超过 25 g，用药时限一般不超过 5 d。

⑤ 注意事项：血清镁离子有效治疗浓度为 1.8 ~ 3.0 mmol/L，超过

3.5 mmol/L 可能出现中毒症状。使用硫酸镁必备条件：a.膝腱反射存在；b.呼吸≥16 次/分；c.尿量≥17 mL/h 或≥400 mL/24 h；d.备有 10%葡萄糖酸钙。镁离子中毒时停用硫酸镁并静脉缓慢推注（5～10 min）10%葡萄糖酸钙 10 mL。如患者同时合并肾功能不全、心肌病、重症肌无力等，则硫酸镁应慎用或减量使用。如条件许可，用药期间可监测血清镁离子浓度。

（5）镇静。

镇静药物可缓解孕产妇精神紧张、焦虑症状，改善睡眠，当应用硫酸镁无效或有禁忌时，可使用镇静药物来预防并控制子痫。

① 地西泮（diazepam）：具有较强的镇静、抗惊厥、肌肉松弛作用，对胎儿及新生儿的影响较小。用法：2.5～5 mg 口服，3 次/日或睡前服用；10 mg 肌内注射或静脉缓慢推入（>2 min）可用于预防子痫发作。1 h 内用药超过 30 mg 可能发生呼吸抑制，24 h 总量不超过 100 mg。

② 冬眠药物：可广泛抑制神经系统，有助于解痉降压，控制子痫抽搐。冬眠合剂由哌替啶 100 mg、氯丙嗪 50 mg、异丙嗪 50 mg 组成，通常以 1/3 或 1/2 量肌内注射，或加入 5%葡萄糖 250 mL 内静脉缓慢滴注。由于氯丙嗪可使血压急剧下降，使肾及子宫胎盘血供减少，导致胎儿缺氧，且对母儿肝脏有一定的损害，现仅用于硫酸镁治疗效果不佳者。

③ 苯巴比妥钠：具有较好的镇静、抗惊厥、控制抽搐作用，子痫发作时给予 0.1 g 肌内注射，预防子痫发作时给予 30 mg/次口服，3 次/d。由于该药可致胎儿呼吸抑制，分娩前 6 h 慎用。

（6）利尿。

不主张常规应用利尿剂，仅当患者出现全身性水肿、肺水肿、脑水肿、肾功能不全、急性心力衰竭时，可酌情使用呋塞米等快速利尿剂。甘露醇主要用于脑水肿，患者心衰或潜在心衰时禁用。甘油果糖适用于肾功能有损伤的患者。严重低蛋白血症有腹腔积液者，可补充白蛋白后再给予利尿剂。

（7）促胎肺成熟。

孕周<35 周的子痫前期患者，预计 1 周内可能分娩者均应给予糖皮质

激素促胎肺成熟治疗。

（8）分娩时机和方式。

子痫前期患者经积极治疗母儿状况无改善或者病情持续进展时，终止妊娠是唯一有效的治疗措施。

①终止妊娠时机：

a. 妊娠期高血压、子痫前期患者可期待治疗至 37 周终止妊娠。

b. 重度子痫前期患者：妊娠<24 周经治疗病情不稳定者建议终止妊娠；孕 24～28 周根据母儿情况及当地医疗条件和医疗水平决定是否期待治疗；孕 28～34 周，若病情不稳定，经积极治疗 24～48 h 病情仍加重，促胎肺成熟后应终止妊娠；若病情稳定，可考虑继续期待治疗，并建议提前转至早产儿救治能力较强的医疗机构；妊娠≥34 周患者应考虑终止妊娠。

②终止妊娠的方式：如无产科剖宫产指征，原则上考虑阴道试产。但如果不能短时间内阴道分娩，病情有可能加重，可放宽剖宫产指征。

③分娩期间注意事项：注意观察自觉症状变化，监测血压并继续降压治疗，应将血压控在≤160/110 mmHg；监测胎心变化；积极预防产后出血；产时不可使用任何麦角新碱类药物。

（9）产后处理。

妊娠期高血压可延续至产后，但也可在产后首次发生高血压、子痫前期甚至子痫。产后新发生的高血压称为产后高血压（postpartum hypertension），虽然其未被归类为妊娠期高血压疾病，但仍需重视。当血压持续≥150/100 mmHg 时建议降压治疗，当出现重度子痫前期和子痫时，降压的同时应使用硫酸镁。

（10）早发型重度子痫前期的处理。

重度子痫前期发生于妊娠 34 周之前者称为早发型（early onset），发生于妊娠 34 周及之后者为晚发型（late onset）。对于早发型重度子痫前期，建议住院治疗，解痉、降压治疗并给予糖皮质激素促胎肺成熟，严密监测母儿情况，充分评估病情以明确有无严重的脏器损害，从而决定是否终止妊娠。当出现以下情况时建议终止妊娠：①患者出现持续不适症状或严重高血压；② 子痫、肺水肿、HELLP 综合征；③ 发生严重肾功能不全或凝血功能障碍；④ 胎盘早剥；⑤ 孕周太小无法存活的胎儿；⑥ 胎儿窘迫。

（二）子　痫

子痫是子痫前期-子痫最严重的阶段，发作前可有不断加重的严重表现，也可发生于无血压升高或升高不显著，尿蛋白阴性的病例。通常产前子痫较多，产后 48 h 约占 25%。子痫抽搐进展迅速，是造成母儿死亡的最主要原因，应积极处理。

1. 临床表现

前驱症状短暂，表现为抽搐、面部充血、口吐白沫、深昏迷；随之深部肌肉僵硬，很快发展成典型的全身高张阵挛惊厥、有节律的肌肉收缩和紧张，持续约 1～1.5 min，其间患者无呼吸动作；此后抽搐停止，呼吸恢复，但患者仍昏迷，最后意识恢复，但易激惹、烦躁。

2. 诊断与鉴别诊断

子痫通常在子痫前期的基础上发生抽搐，但应与癫痫、脑炎、脑肿瘤、脑血管畸形破裂出血、糖尿病高渗性昏迷、低血糖昏迷相鉴别，通过询问病史及检查，一般不难鉴别。

3. 治　疗

（1）一般急诊处理。子痫发作时需保持气道通畅，维持呼吸、循环功能稳定，密切观察生命体征，留置导尿管监测尿量等。避免声、光等刺激。预防坠地外伤、唇舌咬伤。

（2）控制抽搐。硫酸镁是治疗子痫及预防复发的首选药物。当患者存在硫酸镁应用禁忌或硫酸镁治疗无效时，可考虑应用地西泮、苯妥英钠或冬眠合剂控制抽搐。子痫患者产后需继续应用硫酸镁 24～48 h。

（3）降低颅压。可以 20%甘露醇 250 mL 快速静脉滴注降低颅压。

（4）控制血压。脑血管意外是子痫患者死亡的最常见原因。当收缩压持续≥160 mmHg，舒张压≥110 mmHg 时要积极降压以预防脑血管并发症。

（5）纠正缺氧和酸中毒。面罩和气囊吸氧，根据动脉血气 pH、二氧化碳分压、碳酸氢根浓度等，给予适量 4%碳酸氢钠纠正酸中毒。

（6）终止妊娠。一旦抽搐控制后即可考虑终止妊娠。

（三）分级管理

1. 危重孕妇的转诊

应进行不同级别医疗机构分级管理。各级医疗机构需制订重度子痫前期和子痫孕妇的抢救预案，建立急救绿色通道，完善危重孕妇的救治体系。重度子痫前期（包括重度妊娠期高血压）和子痫孕妇（控制平稳后）建议在三级医疗机构治疗，以提高防治严重并发症的医疗水准和能力。接受转诊的医疗机构应有多学科联合救治能力，需设有抢救绿色通道，重症抢救人员、设备和物品配备合理、齐全。转出的医疗机构应在积极治疗的同时联系上级医疗机构，在保证转运安全的情况下转诊，应有医务人员护送，同时应有硫酸镁和降压药物的处置，必须做好病情资料的交接。如未与转诊医疗机构联系妥当，或孕妇生命体征不稳定，或估计短期内产程有变化等，则应就地积极抢救同时积极组织上级医院会诊。

2. 产后随访

产后 6 周孕妇的血压仍未恢复正常时，应于产后 12 周再次复查血压，以排除慢性高血压，必要时建议至内科诊治。

三、其他类型的高血压

除了妊娠期高血压、子痫前期-子痫，妊娠期高血压疾病还包括妊娠合并慢性高血压及慢性高血压并发子痫前期。在此主要阐述该两种高血压的评估和处理原则。

（一）妊娠合并慢性高血压

1. 评估与监测

慢性高血压患者发生胎盘早剥、胎儿生长受限等母儿风险增加，且13%～40%可能发展为慢性高血压并发子痫前期。因此，孕期应加强母儿监测和评估：① 对已知或疑有慢性高血压的孕妇进行初步评估。② 若出现顽固性高血压、血钾水平＜3.0 mmol/L、血清肌酐水平＞97.2 μmol/L 或有肾脏疾病家族史，建议转诊至高血压疾病专科门诊。③ 对于血压控制不佳者，应加强血压监测；对疑有白大衣性高血压者，建议动态监测血压后再开始降压治疗。④ 监测胎儿生长发育和宫内状况，及时发现胎儿生长受限并进行临床干预。

2. 治　疗

治疗目标主要是为了预防高血压对母儿带来的风险，尽可能延长妊娠时间。治疗原则为：① 降压。目标和降压药物的选择原则同子痫前期。② 终止妊娠的时机取决于有无其他并发症，若无其他并发症，妊娠38～39周应终止妊娠。

（二）慢性高血压并发子痫前期

1. 评估与监测

慢性高血压容易并发子痫前期，同时对母儿带来更高的风险，因此，慢性高血压患者应严密监测是否并发重度子痫前期，一旦并发重度子痫前期则按照子痫前期进行管理。

2. 治　疗

慢性高血压并发子痫前期的患者，母儿情况稳定，可在严密监测下期待至37周终止妊娠；若慢性高血压并发重度子痫前期，则按照前述的重度子痫前期的处理方案进行。

四、HELLP 综合征

HELLP 综合征以溶血、转氨酶水平升高及低血小板计数为特点，是妊娠期高血压疾病的严重并发症，也可以发生在无血压升高或血压升高不明显，或者没有蛋白尿的情况下，也可以发生在子痫前期临床症状出现之前，也可以发生在抗磷脂综合征的病例。

多数发生在产前也可以发生在产后。典型症状为全身不适、右上腹疼痛、体重骤增、脉压差增大。少数孕妇可有恶心、呕吐等消化系统表现，高血压、蛋白尿的表现可不典型。确诊主要依靠实验室检查。

1. 诊　断

本病表现多为非特异性症状，确诊主要依靠实验室检查，诊断指标有：

（1）血管内溶血。外周血涂片中见破碎红细胞、球形红细胞等异形细胞。血清总胆红素≥20.5 μmol/L，血清结合珠蛋白＜250 mg/L。

（2）肝酶升高。ALT≥40 U/L 或 AST≥70 U/L，LDH 水平升高。

（3）血小板减少。血小板计数＜100×10^9/L。

LDH 升高和血清结合珠蛋白降低是诊断 HELLP 综合征的敏感指标，常在血清未结合胆红素升高和血红蛋白降低前出现。

2. 鉴别诊断

HELLP 综合征应与血栓性血小板减少性紫癜、溶血性尿毒症综合征、妊娠期急性脂肪肝等鉴别，见表 3-5。

表 3-5　HELLP 综合征的鉴别诊断

	HELLP 综合征	血栓性血小板减少性紫癜	溶血性尿毒症性综合征	妊娠期急性脂肪肝
主要损害器官	肝脏	神经系统	肾脏	肝脏
妊娠期	中、晚期	中孕	产后	晚孕
高血压、蛋白尿	有	无	无	无
血小板	减少	严重减少	减少	正常/减少

续表

	HELLP 综合征	血栓性血小板减少性紫癜	溶血性尿毒症性综合征	妊娠期急性脂肪肝
PT/APTT	正常	正常	正常	延长
血糖	正常	正常	正常	降低
纤维蛋白原	正常	正常	正常	减少
肌酐	正常或增高	显著增高	显著增高	显著增高
转氨酶	增高	正常	正常	增高
胆红素	增高	增高	增高	显著增高
血氨	正常	正常	正常	显著增高
贫血	无/轻度	无/轻度	严重	无

注：PT：凝血酶原时间；APTT：活化部分凝血活酶时间。

3. 治　疗

HELLP 综合征应住院，并按照重度子痫前期治疗，在此基础上的其他治疗包括：

（1）糖皮质激素的应用。

血小板$<50 \times 10^9$/L 考虑糖皮质激素治疗，可能使血小板计数、乳酸脱氢酶、肝功能等各项参数改善，尿量增加，平均动脉压下降，并可促使胎儿肺成熟。妊娠期每 12 h 静脉滴注地塞米松 10 mg，产后应继续应用 3 次，以免出现血小板再次降低、肝功恶化、少尿等。

（2）输注血小板。

血小板$<50 \times 10^9$/L 且血小板数量迅速下降或存在凝血功能障碍时应考虑备血及血小板；血小板$<20 \times 10^9$/L 或剖宫产时或有出血时，应输注浓缩血小板、新鲜冻干血浆。但预防性输注血小板并不能预防产后出血的发生。

（3）产科处理。

① 终止妊娠的时机：孕龄≥ 34 周或胎肺已成熟、胎儿窘迫、先兆肝破裂及病情恶化者，应立即终止妊娠；病情稳定、妊娠<34 周、胎肺不成熟及胎儿情况良好者，可延长 48 h，以完成糖皮质激素促胎肺成熟，然后终

止妊娠。

②分娩方式：HELLP综合征不是剖宫产指征，但可酌情放宽剖宫产指征。

③麻醉选择：因血小板减少，有局部出血危险，禁忌阴部阻滞和硬膜外麻醉，阴道分娩宜采用局部浸润麻醉，剖宫产采用局部浸润麻醉或全身麻醉。

第三节　儿童高血压

一、儿童高血压标准

人类从婴儿至青春期，随着身高体重的增加血压也逐渐升高。因此判断儿童血压是否正常需考虑年龄、身高体重等因素。青春期后，血压应趋于稳定。健康成人之理想血压在 120/80 mmHg 以下。

以听诊法测新生儿到约一岁婴儿的上、下肢收缩压相差很小，1岁以后下肢收缩压较上肢高 10~30 mmHg（1.33~4.00 kPa）。上下肢的舒张压应接近。正常儿童的脉压为 20~40 mmHg（2.67~5.33 kPa）。小儿的动脉平均压约等于舒张压+脉压/3。

目前儿童高血压尚缺乏统一标准。当前国际上多采用百分位法。① 在 90 百分位数以下者为正常血压；② 在 90~95 百分位数之间为临界高血压；③ 至少 3 次不同日血压在 95~95 百分位数+12 mmHg 者为高血压 1 期；④ 至少 3 次不同日血压≥95 百分位数+12 mmHg 者为高血压 2 期。为便于临床判断应用，我国制定了小儿高血压标准，见表3-6。儿童首次测量血压时常处于紧张状态，影响测量值，应在坐位或仰卧位安静状态下测量，最好休息 10 min 以上，所测血压值作为儿童高血压的评定。

表 3-6 中国儿童高血压标准

年龄	儿童高血压标准
未成熟儿	>80/45 mmHg（10.64/5.99 kPa）
新生儿	>90/60 mmHg（11.97/7.98 kPa）
婴幼儿	>100/60 mmHg（13.3/7.98 kPa）
学龄前儿童	>110/70 mmHg（14.63/9.31 kPa）
学龄儿童	>120/80 mmHg（15.96/10.64 kPa）
>13 岁儿童	>140/90 mmHg（18.7/12 kPa）
任何年龄组	>150/100 mmHg（19.95/13.3 kPa）为重症高血压

二、儿童血压袖带选择

儿童测血压的方式、方法与成人一样，只是袖带的选择很重要，一般袖带宽度应为患儿上臂长度的 2/3，过窄的袖带可使测值偏高，反之过宽则使测值偏低，袖带内橡皮袋的长度应至少围绕上臂之 80%。各年龄小儿所用袖带内橡皮袋的宽度及长度，见表 3-7。新生儿及小婴儿，水银柱型血压计很难测出或测准确血压，可以通过专门的电子血压计或心电监护仪自带测血压功能测量，但均要选择合适宽度的袖带。测量血压至少应测 2～3 次，每次间隔至少 1 min，取其平均值。

表 3-7 儿童袖带橡皮袋宽度及长度　　　　　　单位：cm

年龄	橡皮袋的宽度	橡皮袋长度
未成熟儿或新生儿	2.5～4.0	5.0～9.0
婴儿	4.0～6.0	11.5～15.0
小儿	7.0～9.0	17.0～19.0
接近成人	11.5～13.0	22.0～26.0

三、儿童高血压分类

以往儿童高血压病例并不多见，且大多数确诊的病例皆是继发于肾脏疾病、先天性心脏病、内分泌疾病或颅压升高等，为继发性高血压（Secondary Hypertension，SH）。病因不明的原发性高血压（Essential Hypertension，EH）在儿科甚为少见。所以一般儿童体检或就诊时，并不包括检查血压。但近年来发现儿童原发性高血压者日渐增多，原发性高血压已占了青春期少年高血压之85%~95%。许多国家已将测量血压确定为儿童例行体检之必需项目。

近年来许多医学流行病学研究已证实，原发性高血压起源于儿童时期，青少年的血压水平发展呈现年龄趋向性和"轨迹"现象，即血压水平随年龄增长而升高，在幼年阶段血压处在高百分位的儿童，血压会一直处在较高的水平，可能发展成为成人高血压。因此儿童及青少年高血压问题已引起较广泛关注。目前测量血压已纳入3岁以上儿童的常规体检项目。

（一）原发性高血压

原发性高血压又称高血压病，指病因未明且以高血压为主要表现的一种独立性疾病。儿童原发性高血压的病因与成人相似，认为发病是多因素的，可能与遗传、肥胖、交感神经过度兴奋、对盐之高敏感性、对胰岛素有抵抗等因素有关。

（二）继发性高血压

继发性高血压又称症状性高血压，高血压的病因明确，是某种疾病的临床表现之一，是婴幼儿及小年龄儿童最常见的高血压，可成急性或慢性过程。因年龄不同，病因分布可能不同。年龄小，血压升幅高，且并无家族高血压病史者患继发性高血压之可能性就较高。

新生儿高血压可能与脐动脉导管和肾动脉栓塞有关。儿童高血压可能与肾脏疾病、肾血管疾病、心血管疾病、内分泌疾病、肿瘤（例如神经母细胞瘤，Wilms肿瘤），药物（例如类固醇），颅内压升高等有关，常见病因见表3-8。

表 3-8 小儿继发性高血压病因

肾脏疾病		心血管疾病	内分泌代谢疾病	中枢神经系统疾病及其他
急性或慢性肾小球肾炎	肾血管异常	主动脉缩窄	长期应用肾上腺皮质激素或	感染脑炎
过敏性紫癜	肾动脉阻塞	宽脉压的先心病	促肾上腺皮质激素	脊髓灰质炎
红斑狼疮	血栓形成	动脉导管未闭	肾上腺性征异常综合征	
结节性动脉周围炎	狭窄	主肺动脉隔缺损	嗜铬细胞瘤	颅内压升高
溶血性尿毒综合征	肌纤维性发育不良	主动脉瓣关闭不全	原发性醛固酮综合征	肿瘤、水肿、出血、创伤
肾盂肾炎	肾静脉阻塞	大动脉炎	甲状腺功能亢进	其他：铅、汞等中毒
肾结核	肾肿瘤：			
肾畸形：	肾胚瘤（Wilms 瘤）		卟啉病	
多囊肾	成神经细胞瘤		高钙血症	
肾发育不良	肾上腺癌			
肾病综合征	肾创伤			
胱氨酸病	肾移植术后			

四、临床表现

1. 概　述

高血压的临床表现决定于高血压严重度和血压升高的缓急速度，且无论是原发性还是继发性，临床表现差异不是很大。轻症高血压患儿常无明显症状，仅于体格检查时发现。随病情发展可出现继发性眼底、脑、肾脏及心血管的改变。长期血压升高可有左心室肥厚、扩大改变，还可因二尖瓣相对关闭不全或乳头肌缺血，而在心尖部出现收缩期杂音。肾脏受累时表现为夜尿增多，蛋白尿、管型尿，晚期可出现氮质血症及尿毒症。当血压升高显著时，呈持久和/或急进型高血压时，可有头晕、头痛、鼻出血、食欲下降、视力减退等，严重者出现呕吐、惊厥、共济失调、偏瘫、失语、昏迷等高血压脑病的症状。如血压急剧上升时症状加剧，伴有心绞痛、心力衰竭、肺水肿、抽搐等，称为高血压危象。

2. 高血压危象（hypertensive crisis）

儿童原发性高血压引起高血压危象并不常见，多为继发性，以肾性、肾血管性高血压多见。高血压危象为病程中周围小动脉发生突然强烈的痉挛，导致收缩压为主的血压急骤升高及一系列靶器官损害的临床危急状态。要强调的是，血压的绝对值不是诊断高血压危象的唯一指标，因为每个患儿对高血压的耐受性变异很大。可有神经症状，左心衰竭、肺水肿或急性心肌缺血，以及肾衰竭等表现。若 24 h 内及时治疗，将血压降至安全水平，病变往往可逆，症状发作一般历时短暂，及时处理后，症状可迅速缓解。

高血压脑病是儿童高血压危象的常见临床表现，血压升高引起的剧烈头痛继之出现恶心、呕吐，抽搐、偏瘫，甚至昏迷，严重者可死亡。故婴幼儿惊厥或心衰及不能解释的烦躁、年长儿头痛均应常规测血压。

五、诊 断

高血压不能只凭单次测量血压偏高而诊断。必须在三次不同日期重复测量均超标才可诊断。

1. 病 史

在询问病史时应注意有无肾炎或其他肾脏疾病史，以及有无脐动脉插管，或使用特别药物例如类固醇、环孢素、伪麻黄碱、安非他明等病史。睡眠有无打鼾，日常饮食习惯。并询问有无高血压或肾病家族史。

2. 体格检查

应注意上、下肢脉搏及血压的差异、腹部的血管杂音、触诊腹部有无肿块、肾区有无叩击痛，有无内分泌异常的表现及心力衰竭等。有些征象可能对病因诊断有提示价值，见表 3-9。

表 3-9　与高血压有关的体征

体　征	可能与血压有关的提示
肥胖	原发性高血压
中央肥胖	Cushing 综合征，对胰岛素有抵抗
生长迟缓	慢性肾病
脉搏快	① 甲亢；② 嗜铬细胞瘤；③ 神经母细胞瘤；④ 原发性高血压（交感神经过度兴奋）
下肢脉弱及血压低	主动脉缩窄
眼底变化	高血压病变
扁桃体腺样体肥大	可能引起睡眠窒息
皮肤多毛，多粉刺	Cushing 综合征
黑色棘皮症	2 型糖尿病
面颊红斑	红斑狼疮
咖啡牛乳斑	神经纤维瘤
乳头间隔过宽及心收缩期杂音	伴随 Turner 综合征之主动脉缩窄
腹内肿块	Wilms 肿瘤，神经母细胞瘤，嗜铬细胞瘤
上腹及肋部杂音	肾动脉狭窄
外阴部性别难分	肾上腺增生

3. 辅助检查

（1）尿常规检查：血尿、蛋白尿及管型尿对肾实质疾病诊断有价值，必要时尿细菌培养。

（2）血液检查：肾功能、尿酸、电解质、血细胞数量、甲状腺功能等。如有低血钾性碱中毒提示醛固酮活性过高。

（3）胸片、心电图及超声心动图：可以显示心脏大小、左室壁厚度、心脏质量，评估高血压严重程度以及了解心脏及主动脉弓病变。

（4）肾脏及腹部超声检查：了解肾脏畸形、囊性及其他病变，肿瘤至关重要的检查，有时还需做同位素扫描。如以上检查均正常，需进一步检测血肾素、醛固酮、皮质醇浓度及 24 h 尿液检查尿香草扁桃酸浓度；并可能需做肾动脉造影、磁共振显像等特殊检查以找出高血压的病因。

（5）眼底检查：根据眼底的异常所见可将小儿高血压分为四度： I 度为正常眼底；Ⅱ度即有局灶性小动脉收缩；Ⅲ度有渗出伴有或无出血；Ⅳ度即有视盘水肿。Ⅲ度或Ⅳ眼底改变提示恶性高血压，并可迅速进展为高血压脑病的可能。

六、治　疗

1. 非药物治疗

原发性高血压前期或第一期高血压（血压≥95 百分位数至 11 mmHg 者）经诊断后，如患者无症状则应从改善生活方式进行干预。注意规律的生活制度，消除各种精神紧张因素，在饮食方面可采用 DASH 食疗法（dietary approaches to stophypertension）。这是一种经实验证实确有功效的食疗方法，其内容包括少盐，少糖，少脂，少家畜肉，多蔬菜水果，适量家禽肉、鱼类及坚果。通常建议成人每人每日摄取的食盐总量应不超过 6 g（含钠 2.3 g），3 岁以下小儿每日食盐总量应不超过 2 g。在运动方面，儿童及青少年每日应至少做 30～60 min 的中度运动（中度运动是指可增加心率至最高心率 55%～80%的运动）。继发性高血压则应针对特定病因源进行矫治。

2. 药物治疗

儿童及青少年高血压，长期使用降压药能否降低心脑血管并发症目前仍未达成共识。但当有儿童高血压相关靶器官损害（HMOD），尤其是左心室肥大与血管硬化、2 期（血压≥95 百分位数+12 mmHg 者）儿童高血压、伴随共病的体征与症状，以及生活方式改变半年到 1 年无效时，建议开始药物治疗。用药前必须考虑患儿本身及父母对药物治疗的了解及接受性，充分做好宣教工作。对继发性高血压主要针对病因治疗。对用药物治疗的目标是将血压控制在正常值的 95 百分位数以下，有糖尿病或慢性肾病者因日后并发心血管疾病机会较高，宜降至 90 百分位数以下。

目前大多数降压药物说明书仅有 ≥6 岁儿童的用法、用量，所以小于 6 岁儿童因欠缺不同类别降压药疗效比较的大样本临床研究，目前尚无一线降压药的推荐依据。临床医生在决定药物治疗前通常需依据患儿具体病情决定选取哪一类药物。例如，有蛋白尿或糖尿病的患者，血管紧张素转换酶抑制剂（ACEI）或血管紧张素受体阻滞剂（ARB）应为首选。大于 6 岁儿童，推荐 ACEI、ARB、长效二氢吡啶类钙通道阻滞剂（CCB）、噻嗪类利尿剂为一线用药，β 受体阻滞剂一般不建议使用，除特定情况外，也多用于严重高血压与联合用药。

降压药起始剂量均应从小剂量开始，慢慢上调直至最大剂量或出现明显副作用。高血压患儿推荐使用一种降压药控制血压，若血压控制不理想，考虑换用降压药物重新开始。必要时联用药物协同降压。各类降压药有不同的副作用，因此，在随访时除留意血压变化外，亦需注意是否有副作用发生。儿童高血压常用药物及剂量见表 3-10。

3. 高血压危象的治疗

首选紧急静脉给药降压。药物首选硝普钠或拉贝洛尔，也可用二氮嗪。为保证心、脑、肾等脏器充足的血供应，降压不宜过快，最好在治疗开始后 6 h 内降低计划降压的 1/3 ~ 1/2，在以后 48 ~ 72 h 内降压至接近正常。硝普钠为强力小动脉和静脉扩张剂，提供一氧化氮引起血管扩张，还可改善内皮细胞功能。开始剂量为 0.5 μg/（kg·min），逐渐增至 8 μg/（kg·min）；数秒钟内起作用，半衰期很短，维持 1 ~ 2 min，易于调节；静脉滴注超过 6 h，宜重新配制新鲜药液。静注时需要避光，一般持续用药 3 d 左右。不良反应有恶心、呕吐、多汗、肌肉震颤等。慎用于颅高压。一旦高血压危象缓解，改为口服卡托普利或钙通道阻滞剂。在降压的同时必须积极迅速控制惊厥，降低颅内压，并注意心肾功能状态，尤其伴有肾功能不全时必须调节好水电解质平衡。

表 3-10 儿童高血压常用药物

分类	药名	剂量	每日服药次数	注意事项
血管紧张素转换酶抑制剂（ACEI）	卡托普利	开始：0.3~0.5 mg/（kg·次），最高剂量：6 mg/（kg·d）	Bid~Tid	可见咳嗽、血钾升高、低血压、肾损害、肌酐水平增高、血管性水肿等。若血肌酐水平升高>30%需减量，肌酐>50%或>310 μmol/L 需暂停药；禁用于高钾血症（>5.5 mmol/L）、双侧肾动脉狭窄，使用 ACEI/ARB 曾发生血管神经性水肿，血肌酐>265 μmol/L 者等
	伊那普利	开始：0.08~0.6 mg/（kg·d），最高剂量：0.6 mg/（kg·d）	Qd	
	赖诺普利	开始 0.08 mg/（kg·d）~0.6 mg/（kg·d），最高剂量：0.6 mg/（kg·d），不超过 40 mg/d	Qd	
血管紧张素受体阻滞剂（ARB）	洛沙坦	开始：0.7 mg/（kg·d）~50 mg/d，最高剂量：1.4 mg/（kg·d），最大不超过 100 mg/d	一次	
	缬沙坦	开始 0.4 mg/kg，最大 40~80 mg/d	Qd	
	氯沙坦	开始 0.7 mg/（kg·d），最大 50 mg/d；每日最高剂量 1.4 mg/kg，最大不超过 100 mg/d	Qd~Bid	
二氢吡啶类 CCB	硝苯地平	开始 0.25~0.5 mg/（kg·d），每日最大剂量 3 mg/kg，总量最大不超过 120 mg/d。	Qd~Bid	可见牙龈增生、头痛、头晕、踝部水肿、面部潮红、低血压、便秘、恶心、腹部不适等。禁用于重度主动脉瓣狭窄者，因可能增加心衰竭的发生风险；心衰者，若需使用可选用氨氯地平、非洛地平；高血压合并快速性心律失常者
	氨氯地平	开始 0.06mg~0.3 mg/Kg·d，最大剂量 5~10 mg/Kg·d	Qd	
	非洛地平	开始 2.5 mg/d，最大剂量 10 mg/d	Qd	

续表

分类	药名	剂量	每日服药次数	注意事项
α、β受体阻滞剂	拉贝洛尔	开始：1~3 mg/（kg·d），最高剂量：10~12 mg/（kg·d），不超过 1200 mg/d	Bid	可影响运动表现。糖尿病、哮喘及心衰竭者禁用
	阿替洛尔	开始：0.5~1 mg/（kg·d），最高剂量：2 mg/（kg·d），不超过 100 mg/d	Qd~Bid	可影响运动表现，糖尿病患者禁用
β受体阻滞剂	美托洛尔	开始：0.5~1 mg/（kg·d），最高剂量：2 mg/（kg·d），不超过 200 mg/d	Bid	普萘洛尔禁用于哮喘及心衰竭者
	普萘洛尔	开始：1~2 mg/kg/d，最高剂量：4 mg/（kg·d），不超过 640 mg/d	Bid~Tid	
利尿剂	氯氢噻嗪	开始：1 mg/（kg·d），最高剂量：3 mg/（kg·d），不超过 50 mg/d	Bid	可见电解质失衡、低血压、高尿酸症、糖代谢异常等。禁用于功能衰竭的无尿期，痛风者。禁用于严重肾功能不全者
	呋塞米	开始：0.5~2.0 mg/（kg·d），最高剂量：6 mg/（kg·d）	Qd~Bid	
	螺内酯	开始：1 mg/（kg·d），最高剂量：3.3 mg/（kg·d），不超过 100 mg/d	Qd~Bid	高钾症，与 ACEI 或 ARB 并用则更严重

高血压脑病出现抽搐的患儿应迅速控制惊厥，首选咪达唑仑，肌内注射具有良好的止惊效果，首剂 0.2～0.3 mg/kg，最大不超过 10 mg，如发作持续，可继续静脉输注，1～10 µg/（kg·min），维持 12～24 h，由于持续静滴可能出现呼吸抑制，所以若需要持续静滴，建议在有呼吸支持（能行气管插管，且能正确使用呼吸机）的医疗机构内使用。基层医院可选用地西泮（安定），每次 0.3～0.5 mg/kg（单剂最大剂量 10 mg）静注（每分钟 1～2 mg，新生儿 0.2 mg），如发作持续，必要时 10～15 min 后可重复一次；此外，可选用氯硝西泮（氯硝安定）静脉注射或滴注，每次 0.02～0.05 mg/kg。同时应用甘露醇静脉注射，每次 5～10 mL/kg；呋塞米静脉注射，每次 1 mg/kg，降低颅内压防止脑水肿。

4. 继发性高血压的治疗

病因治疗是根治的关键，如因肌纤维发育不良所致肾动脉狭窄者用经皮球囊导管扩张术，50%患儿可治愈。无效者可能存在脉粥样硬化斑块，则需行血管内支架或手术治疗。

七、转诊指征

同成人高血压。

八、预　防

多个纵向研究证实人类血压随年龄变化的趋势常有轨迹可循。与同龄人群比较，血压数值在年幼时居高位者往往到青春期乃至成人时仍居于高位。所以预防高血压应从幼儿做起，幼儿需限制食物中之盐分。血压偏高、有阳性家族史及肥胖儿童应作为重点预防对象，定期测量血压。在保证儿童正常生长发育需要的前提下注意饮食，避免超重，并应从婴幼儿时期开始，避免喂哺过量牛奶或总热量过多。日常避免过多高脂高胆固醇饮食，增加不饱和脂肪酸的摄入。多食蔬菜，鼓励低盐饮食。较大儿童应培养良好饮食及运动习惯。三岁以上儿童例行体检或因病就医时需要测量血压。特别是有高血压家族史者，应注意血压的随访监测。

第四节　高血压危象

高血压危象（hypertensive crisis）是指短时间内血压急剧升高〔通常 SBP≥180 mmHg 和（或）DBP≥120 mmHg〕，伴或不伴进行性心、脑、肾等重要靶器官严重功能障碍或不可逆损害，严重时可危及生命，可发生在高血压病的任何阶段，亦可发生在许多疾病的过程中。可分为两种情况，即高血压急症（hypertensive emergencies）和高血压亚急症（hypertensive urgencies），高血压急症是指原发性或继发性高血压患者在某些诱因作用下，血压突然和显著升高（一般超过 180/120 mmHg），同时伴有进行性心、脑、肾等重要靶器官功能不全的表现。包括：高血压脑病、高血压伴颅内出血（脑出血和蛛网膜下隙出血）、脑梗死、心力衰竭、急性冠状动脉综合征（不稳定型心绞痛、急性心肌梗死）、主动脉夹层、嗜铬细胞瘤危象；使用毒品如安非他明、可卡因、迷幻药等；围术期高血压、子痫前期或子痫等。应注意血压水平的高低与急性靶器官损害的程度并非成正比。一部分高血压急症并不伴有特别高的血压值，如并发急性肺水肿、主动脉夹层、心肌梗死等，而血压仅为中度升高，但对靶器官功能影响重大，也应视为高血压急症。

高血压亚急症是指血压显著升高但不伴急性靶器官损害。患者可以有血压明显升高造成的症状，如头痛、胸闷、鼻出血、烦躁不安等。多数患者服药顺从性不好或治疗不足。

区别高血压急症与高血压亚急症的唯一标准，并非血压升高的程度，而是有无新近发生的急性进行性的靶器官损害。可疑高血压急症患者，应进行详尽评估，以明确是否为高血压急症，但初始治疗不要因对患者整体评价过程而延迟。

一、治疗原则

1. 治疗策略

及时识别并正确处理高血压急症十分重要，可在短时间内使病情缓解，预防进行性或不可逆性靶器官损害，降低死亡率。

2. 迅速降低血压

治疗高血压急症主要根据靶器官损害的类型选择适宜有效的降压药物，药物要求起效快作用持续时间短，不良反应小，采用静脉途径便于调控（表3-11）。持续血压监测是有必要的，过量的剂量可能突然将血压降至诱导休克的水平。

表 3-11　高血压急症治疗的常用药物

药名	剂量	起效时间	持续时间	不良反应	适应证
硝普钠	0.25～10 μg/（kg·min）静脉注射	立即	1～2 min	恶心、呕吐、肌颤、出汗、硫氰酸和氰化物中毒	充血性心力衰竭/肺水肿、围手术期高血压（脑血管意外、妊娠慎用）
硝酸甘油	5～100 μg/min 静脉注射	2～5 min	5～10 min	头痛、呕吐	充血性心力衰竭/肺水肿、急性心梗/不稳定心绞痛、围手术期高血压
尼卡地平	0.5～10 μg/（kg·min）静脉注射	5～10 min	1～4 h	心动过速、头痛、潮红	围手术期高血压、先兆子痫/子痫、急性脑血管病、交感危象/可卡因过量
乌拉地尔	10～50 mg 静脉注射，6～24 mg/h	5 min	2～8 h	低血压、头晕、呕心、疲倦	高血压危象、难治性高血压、围手术期高血压
拉贝洛尔	20～80 mg 静脉注射、2 mg/min 静滴	5～10 min	3～6 h	恶心、呕吐、头麻、支气管痉挛、传导阻滞、体位性低血压	先兆子痫/子痫、急性脑血管病、急性主动脉夹层、围手术期高血压

3. 控制性降压

高血压急症时短时间内血压急剧下降，有可能使重要器官的灌注明显减少，应采取逐步控制性降压。在通常情况下，静脉给予短效降压药物，快速、准确地控制血压，1 h 平均动脉血压迅速下降，但不超过 25%，6 h 内血压降至约 160/100 mmHg，避免过度降压。血压控制后，口服药物逐渐代替静脉给药。如果耐受且临床情况稳定，随后 1～2 周内逐步降低血压达到正常水平。但在某些特殊的情况，如急性主动脉夹层，由于可在数小时之内引起死亡，此时药物治疗的重点是控制血压及心率从而减少主动脉壁剪切应力，故要求在数分钟内将收缩压控制到 100～120 mmHg，以防止主动脉内膜撕裂进展。而对脑卒中患者，血压则不宜急剧下降。

高血压亚急症处理：口服短效降压药物，如卡托普利 12.5～25 mg 或硝苯地平 10 mg 或美托洛尔 25 mg 口服，1 h 后可重复给药，门诊观察，直至降至 180/110 mmHg 以下；如果仍＞180/110 mmHg，或症状明显，基层医院建议转诊；24～48 h 降至 160/100 mmHg 以下，之后调整长期治疗方案。注意：严禁舌下含服硝苯地平等短效药物快速降压。

4. 药物使用注意事项

治疗开始时不宜使用强力的利尿剂降压，除非有心力衰竭或明显的体液容量负荷过度，因为如前所述，多数高血压急症时循环血容量减少，应避免使用利尿剂。

二、常见高血压急症的处理原则

1. 脑出血

急性期时降压治疗应该慎重，因为降压治疗有可能进一步减少脑组织的血流灌注，加重脑缺血和脑水肿。只有在血压＞200/130 mmHg 或平均动脉压＞150 mmHg，考虑在密切血压监测下应用静脉降压药物。降压目标不低于 160/100 mmHg。

2. 脑梗死

一般不需要作血压急诊处理，通常在数天内血压自行下降。除非血压持续升高，收缩压≥200 mmHg 或舒张压≥100 mmHg，或伴有严重心功能不全、主动脉夹层、高血压脑病，可予谨慎降压治疗，并严密观察血压变化，避免血压降得过低。

3. 急性冠脉综合征

血压升高引起心脏后负荷增加加重心肌耗氧，心肌缺血和扩大梗死面积，可选用硝酸甘油或地尔硫䓬静脉输入，也可选择口服 β 受体阻滞剂和 ACEI 治疗。

4. 急性左心衰竭

选择能有效减轻心脏前、后负荷的降压药物，硝酸甘油和硝普钠是最佳药物。降压目标为血压正常或接近正常水平。避免使用增加心室率或负性肌力作用的药物，如肼苯哒嗪、β 受体阻滞剂。

5. 先兆子痫/子痫

详见妊娠期高血压章节。

6. 高肾上腺素能状态

通常发生在嗜铬细胞瘤、服用拟交感神经药物（如可卡因）、降压药物骤停（主要指可乐定）以及食物或药物与单胺氧化酶抑制剂相互作用的患者，血儿茶酚胺急剧升高导致严重血压增高。首选 α 受体阻滞剂（如酚妥拉明）静脉输入。禁单独使用 β 受体阻滞剂，因为外周 β 受体激动有扩血管的作用，当单独使用 β 受体阻滞剂后，无法对抗 α 受体缩血管作用，将进一步使血压增高。

第五节　难治性高血压

在改善生活方式基础上，应用了足够剂量且合理的 3 种降压药物（包括噻嗪类利尿剂）至少治疗 4 周后，诊室和诊室外（包括家庭血压或动态血压监测）血压值仍在目标水平之上，或至少需要 4 种药物才能使血压达标，这类高血压称为难治性高血压（Resistant Hypertension，RH），约占高血压患者的 5%～10%。确定患者是否属于 RH 常需配合采用诊室外血压测量（家庭血压测量及动态血压监测），以排除白大衣性高血压效应以及假性高血压。

1. 原因筛查

要寻找影响血压控制不良的原因和并存的疾病因素。

（1）患者治疗依从性差（未坚持服药）。

（2）降压药物选择使用不当（药物组合不合理、使用药物剂量不足）。

（3）应用了拮抗降压的药物，包括口服避孕药、环孢素、促红细胞生成素、糖皮质激素、非甾体类消炎药、抗抑郁药，可卡因及某些中药（如甘草、麻黄）等。

（4）其他影响因素：不良生活方式、肥胖、容量负荷过重（利尿剂治疗不充分、高盐摄入、进展性肾功能不全）；或某些并存疾病状况，如糖尿病、血脂异常、慢性疼痛以及长期失眠、焦虑等。患者可能存在 1 种以上可纠正或难以纠正的原因。

（5）排除上述因素后，应该警惕继发性高血压的可能性，启动继发性高血压的筛查。

2. 处理原则

（1）推荐患者转至高血压专业医生处就诊。RH 的诊断应由有资质的高血压专科医生确定。

（2）提倡进行诊室外血压测量（家庭血压及动态血压），与患者有效沟通。关注患者长期用药的依从性。

（3）尽量消除影响因素。主要有肥胖、代谢紊乱、钠盐摄入过多等不良生活习惯等。

（4）调整降压联合方案。首先检查多药联合方案的组成是否合理。推荐选择常规剂量的 RAS 抑制剂+CCB+噻嗪类利尿剂，也可根据患者特点和耐受性考虑增加各药物的剂量，应达到全剂量。

（5）效果仍不理想者可依据患者特点加用第四种降压药。可在醛固酮受体拮抗剂、β 受体阻滞剂、α 受体阻滞剂或交感神经抑制剂（可乐定）中做选择，但仍需要采用个体化治疗的原则。

（6）确定为药物控制不良的难治性高血压，或不能耐受 4 种以上药物治疗且存在心血管高风险的难治性高血压患者，在患者充分知情同意的基础上可考虑严格按照肾动脉交感神经消融术（renal denervation，RDN）入选标准进行 RDN 治疗，但鉴于 RDN 还处于研究阶段以及缺乏长期随访的结果，因此需谨慎、严格遵循操作规程、有序地开展 RDN 治疗。

第四章

高血压的中医诊治

一、概　述

高血压是以体循环动脉压升高为主要表现，伴或不伴有多种心血管危险因素的临床心血管综合征，是多种心、脑血管疾病的重要病因和危险因素，影响心、脑、肾等重要脏器的结构和功能，已成为全球重大公共卫生问题而备受关注。

近年来我国高血压患者不断增长，且发病率逐渐呈年轻化趋势。我国传统医学中，虽无高血压病名，但据其症状、体征等表现，可将高血压归纳为"头痛""眩晕"等范畴。近年来，随着中西医汇通、中西医结合医学的兴起，通过病证结合研究高血压的防治工作逐步展开，对常用中药的降压作用及其机制进行了研究，初步证实了中医药疗法在高血压及其并发症的防治中的价值。

二、病因病机

高血压属于中医学"眩晕""头痛"范畴，与肝、脾、肾三脏关系密切。其发病原因主要与情志失调、饮食不节、久病过劳、年迈体虚等因素密切相关。

对于高血压病机的认识，历代医家大多强调"诸风掉眩，皆属于肝"，倡导从肝风、肝阳论治。然而由于现今临床对高血压的早期诊断、降压西药的早期干预以及降压西药的不断优化与广泛运用，使升高的血压被迅速控制，直接改变了高血压的自然进程，使得高血压的中医学病机已不应单纯从"肝"的火证、实证论治，而应向虚实夹杂证方向转化，近年来高血压火证发病率呈降低趋势，而饮证及虚证发病率增高。

火证常见于高血压初期及中期，其病位常见于肝、心、胃、肠，其核心病机以肝火上炎为主，肝火内扰心神，进展至心火亢盛证和心肝火旺证。肝火亢盛侮及中焦传于脾胃，则见胃肠积热证及肝胃火盛证。在此阶段，患者临床多表现为头痛、眩晕、耳鸣、失眠、烦躁易怒等，容易出现血压昼夜节律异常，心脏负荷增加，靶器官损害程度加重。在病理生理机制上，火证多与交感神经系统活性增强，血管平滑肌细胞舒缩功能异常、内皮细胞功能紊乱等有关。治疗上，抑制交感神经系统活性等为主要治疗策略，而中医多以平肝降火为主要治则治法。

饮证多见于高血压的中、后阶段，其病位常见于上焦、中焦与下焦：因水、湿、痰、饮四邪皆为阴邪，常相互共存或相互转化，异名而同类，所以常将痰饮综合考虑；另外，高血压的病程日久、需终身服药特点与"湿邪"致病缠绵难愈特征相似。在病理生理机制上，饮证多与肾素-血管紧张素-醛固酮系统（RAAS）激活、胰岛素抵抗、盐敏感性增强、脂质代谢异常、糖代谢紊乱等因素相关。在治疗上，以抑制 RAAS 等为主要治疗策略。而在中医学中，多以化饮降浊为主要治则治法。

虚证多见于高血压后期，其病位常见于脾、肾。中医学认为，久病必虚，大病必虚，包括脾虚（脾气虚）和肾虚（肾阴虚、肾阳虚）。上述高血压火证与饮证，经病程发展变化，最终转归为虚证，火邪易耗气伤阴，迫津外泄，消灼阴液，导致气虚、阴虚；水饮内停，导致脾胃运化功能受损，日久耗伤阳气，出现脾气虚、肾气虚、肾阳虚。虚证多与高血压后期靶器官损害、糖尿病、血脂异常等多种危险因素合并存在，长期降压西药应用所引起的不良反应等因素有关。在此阶段，病情复杂，在平稳降压的同时，更应关注靶器官损害，提高生存质量。

三、辨证要点

1. 辨虚实

病程短，或突然发作，头痛、眩晕急重，或伴急躁易怒、面赤耳鸣、呕恶痰涎、形体壮实者，多属实证。病程较长，反复发作头痛、头晕、颈项板紧，偶劳即发，伴有体倦乏力、腰膝酸软，下肢水肿，或面色苍白、神疲乏力者，多属虚证。

2. 辨脏腑

高血压见头胀头痛、面色潮红、急躁易怒、口苦脉弦者，病在肝，属于肝阳上亢；兼见纳呆呕恶、头重且痛、舌苔厚腻者，病在脾，属于脾失健运，痰湿中阻；兼有腰酸腿软、头昏头重，耳鸣如蝉者，病在肾，属于肾精不足，水不涵木。

四、证候分型

1. 肝阳上亢型

【主证】眩晕耳鸣，头痛头胀，口苦目赤，心烦易怒，失眠多梦，舌红苔薄，脉弦脉数有力，或寸脉独旺，弦直而长，脉过寸口。

【治法】平肝潜阳、补益肝肾。

【方药】天麻钩藤饮（胡光慈《杂病证治新义》）加减

天麻 10 g	钩藤（后下）15 g	石决明（先煎）30 g	栀子 10 g
黄芩 10 g	杜仲 12 g	桑寄生 30 g	牛膝 15 g
茯神 15 g	夜交藤 15~30 g	赤白芍 15 g	葛根 15~30 g
川芎 10 g	夏枯草 15 g		

【加减】本方加夏枯草、葛根、川芎等药平肝潜阳、活血通络；改善症状。

【注意事项】本方中夜交藤具有一定肝损伤副作用，长期服用该方可能存在潜在肝功能异常风险，在应用本方过程中，建议定期监测肝功能指标，并针对既往有肝病病史或存在肝功能异常患者，酌情将夜交藤减量，或去而不用。

【中成药】

（1）龙胆泻肝丸：特别适合于伴有情绪急躁或伴便秘、口腔溃疡的高血压患者。每次 6~9 g，每日 2 次，口服。

（2）牛黄降压丸：含羚羊角、珍珠、牛黄、冰片、郁金、黄芪等。每丸 9 g，每次 1~2 丸，每日 1~3 次。

（3）清肝降压胶囊：由制何首乌、夏枯草、槐花（炒）、桑寄生、丹参、葛根、泽泻（盐炒）、小蓟、远志（去心）、川牛膝组成，具有清热平肝，补益肝肾之功。

2. 痰饮内停证

【主证】头重如裹，胸脘痞闷，下肢酸软无力或轻度水肿，按之凹陷，小便不利，大便或溏或秘，舌苔白腻，脉濡滑。

【治法】健脾化痰，平肝熄风。

【方药】半夏白术天麻汤（清·程国彭《医学心悟·眩晕》）

半夏 15 g	白术 15 g	天麻 15 g	陈皮 15 g	茯苓 15 g
甘草 6 g	生姜 15 g	钩藤 15 g	泽泻 15 g	

【加减】若证见头痛、头晕、头沉，伴颈项酸痛，可加葛根 30 g；若证伴见下肢酸沉乏力，可加牛膝 30 g；若证伴见舌苔根部厚腻，小便黄，可加苍术 10 g、黄柏 10 g；若证伴见下肢水肿，可加玉米须 30 g；若证伴目赤肿痛、失眠、甲状腺结节、乳腺结节等，可加夏枯草 30 g。

【注意事项】若痰饮内停化热，兼有湿热下注，证见双下肢酸软无力，舌苔根部黄腻，方选四妙丸（清·张秉成《成方便读》）。

【中成药】

半夏天麻丸：由半夏、天麻、白术、茯苓、陈皮、苍术、黄柏、泽泻、人参、黄芪、六神曲、麦芽组成。主治脾虚湿盛、痰浊内阻所致的眩晕、头痛、如蒙如裹、胸脘满闷等证。

3. 肝肾阴虚型

【主证】头晕眼花，双目干涩，耳鸣如蝉，五心烦热，口燥咽干，腰膝酸软，足跟痛。舌红少苔、脉细数为辨证要点。

【治法】滋补肝肾。

【方药】首乌汤加减。

何首乌 10～12 g　　　菟丝子 15～20 g　　女贞子 12～15 g

磁石（先煎）15～30 g　桑寄生 15～20 g　　杜仲 10～15 g

牛膝 10～15 g　　　　生地 15～20 g　　　天麻 15 g　　钩藤 10 g

【加减】久病入络、久病多瘀、病程长，可加三七活血化瘀；高血压自身及降压药物的不良反应导致性功能障碍者可加刺蒺藜、五加皮等。

【注意事项】注意何首乌的肝毒性，建议用制首乌。

【中成药】

（1）杞菊地黄丸（口服液）：含枸杞、滁菊花、山萸肉、淮山药、丹皮、地黄等。每次 9 g 或 10 mL，每日 2～3 次，口服。

（2）复方首乌地黄丸：含墨旱莲、地黄、女贞子、首乌等。每次 3 g，每日 2～3 次，口服。

4. 命门火衰型

【主证】头晕目眩，精神萎靡，腰膝酸软，形寒肢冷，面足虚浮，夜尿频多，遗滑早泄，阳痿，舌质淡，苔白，脉沉迟弱。

【治法】温补肾阳。

【方药】金匮肾气丸或真武汤（张仲景《金匮要略》）加减。

熟地 24 g　　　山药 12 g　　山萸肉 12 g　　　茯苓 9 g

泽泻 9 g　　　　丹皮 9 g　　肉桂 3～5 g　　　附子 3～5 g

【加减】久病阳虚，可加血肉有情之品鹿角胶（烊化）10～20 g；伴见腰酸膝软，可加杜仲 10 g、菟丝子 15 g、牛膝 15 g；伴见下肢水肿，小便不利，可加车前子 15 g。

【注意事项】若患者形体壮实，面色暗红，舌质苍老，脉滑数有力等实证明显者，慎用本方。

【中成药】

（1）牛车肾气丸：含熟地、山药、山茱萸、丹皮、泽泻、桂枝、附片、牛膝、车前子等。每次 9 g，每日 2～3 次，口服。

（2）五子衍宗口服液：由菟丝子、枸杞子、覆盆子等组成。每支 10 mL，每次 10～20 mL，每日 2～3 次，口服。

5. 气滞血瘀型

【主证】头晕，头痛如刺，胸闷心痛（遇情怀不畅则加剧），口唇紫暗，舌质暗，舌下脉络曲张，脉涩或结或代。

【治法】理气活血。

【方药】血府逐瘀汤（清·王清任《医林改错》）加减。

当归 10 g	生地 10 g	桃仁 10 g	红花 10 g	枳壳 3 g
赤芍 10 g	桔梗 9 g	柴胡 12 g	牛膝 12 g	川芎 10 g
丹参 20 g	地龙 30 g	生甘草 6 g		

【加减】头晕耳鸣严重者，在本方基础上加天麻、钩藤、夏枯草、葛根等平肝潜阳，息风定眩。

【注意事项】虽然舌色紫暗、舌有瘀斑、脉涩是瘀血证典型舌脉表现，但非必然证，应随证灵活治疗。

【中成药】

（1）冠心Ⅱ号片：含丹参、川芎、红花等。每片 0.5 g，每次 6～8 片，每日 3 次，口服。

（2）脑血康：主要成分为水蛭。每支 10 mL，每次 1～2 支，每日 2～3 次，口服。

（3）养血清脑颗粒：含当归、川芎、白芍、熟地黄等。每次 1 袋，每日 3 次，口服。

五、适用于高血压治疗的黄煌经方

1. 黄连解毒汤

【组方构成】黄连 5~10 g 黄芩 10 g 黄柏 10 g 栀子 10 g

【适应证】原发性高血压"火证""实证"，见心率快、烦躁失眠者。

【应用参考】本方适用的体质大多体格强健，肌肉坚紧，面色红而有油光，目睛充血，多目眵，口唇黯红，舌质坚敛，脉滑数；易烦躁，常有睡眠障碍；皮肤常有疮疖，口舌易生溃疡，小便黄短等。中老年人多见。食欲不振者、贫血者、心率缓慢者、肝肾功能不全者慎用。

【服药注意】黄连解毒汤味极苦，可配适量的生姜、红枣。一般来说，服药以后尚不觉太苦，且口内清爽者，大多药已对证；如服药后胃内不适、恶心呕吐，导致食欲不振者，则不适合。此汤剂难以久服，通常给予 5~7日量，症状缓解后即可停服，或改为胶囊剂、丸剂，小剂量服用一段时间。

【配伍加减】胃内不适，加干姜 10 g、生甘草 10 g；大便干结，或有出血者，加生大黄 10 g。

2. 泻心汤

【组方构成】生大黄 10 g 黄连 5 g 黄芩 10 g

【适应证】高血压见烦躁、焦虑、头痛者，或脑出血、蛛网膜下腔出血者。

【应用参考】适用于本方者多体格壮实，面色潮红而有油光；唇色红或黯红，舌质黯红，舌苔黄腻或干燥；腹部充实有力，或上腹部不适；大便干结或便秘；血压偏高，或血脂偏高，或血黏度偏高，心率快。无以上体征者，慎用。急重症可以大量，病情轻缓当用小剂量。

【配伍加减】面红、头痛、脉滑数者，加黄柏 10 g、栀子 15 g；体格壮实、上腹部经常饱胀者，合大柴胡汤。

3. 大柴胡汤

【组方构成】柴胡 15 g 黄芩 10 g 姜半夏 10 g 枳壳 30 g 生白芍 10 g 制

大黄 10 g 干姜 6 g 大枣 15 g

【适应证】高血压伴有胆囊炎、胆石症、高脂血症、便秘者。患者大多体格健壮或肥胖，上腹部胀满，舌苔厚。

【应用参考】服药以后，大多可出现腹泻，一般以每天 2~3 次为宜。本方通常给予 7 日量，症状改善后，可减量继续服用，以改善体质。烦躁、舌红、脉数者，加黄连 5 g；面色黯红、便秘者，加桃仁 10 g、茯苓 10 g、丹皮 10 g、桂枝 10 g。

4. 黄芪桂枝五物汤

【组方构成】黄芪 15~30g 桂枝 10~15 g 白芍 15 g 大枣 15 g 生姜 15~30 g

【适应证】高血压伴有糖尿病、冠心病、动脉硬化、椎基底动脉供血不足等病，见头痛、胸闷、气短、乏力等症状者。

【应用参考】适用于本方者多为中老年人，食欲旺盛，面色黄黯，皮肤松弛干燥，容易浮肿，指甲黄厚，舌黯，脉弦涩微。面红油光、舌红苔黄者慎用。如自汗、浮肿，黄芪的用量可加大。

【配伍加减】眩晕、头痛、气短者，加葛根 30 g、川芎 15 g；伴有心肾功能损害的Ⅱ期、Ⅲ期高血压患者，见浮肿、腰腿痛者，加怀牛膝 30 g。

5. 真武汤

【组方构成】茯苓 15 g 白术 10 g 白芍 15 g 附片 10~15 g 生姜 15 g

【适应证】高血压Ⅱ~Ⅲ期、高血压性心脏病、充血性心力衰竭、高血压合并肾功能不全等，患者见面色黄黯或苍白无光，反应迟钝，精神萎靡，浮肿貌；常有肢体震颤，步态不稳，甚至无法站立；主诉以头晕、心悸、乏力、多汗为多；脉沉细，舌胖大苔滑者。

【应用参考】本方适用的患者大多有脑心肾疾病、消化系统及内分泌系统疾病，重要脏器功能常有损害。中老年人多见。体格壮实的高血压患者慎用。附子有毒，需要先煎，用量如达 10 g，应先煎 30 min；如 30 g 以上，必须先煎 60 min 以上，待药液不麻舌方可服用。本方通常给予 7 日量，症状缓解、血压平稳后，可间断性服用。

【配伍加减】舌体胖大、舌黯紫、心悸者，加肉桂 10 g；血压不稳、心功能不全者，加红参 10 g、肉桂 10 g；汗出、失眠多梦、惊恐不安者，合桂枝 15 g、甘草 5 g、龙骨 15 g、牡蛎 15 g。

六、其他疗法

1. 针灸疗法

降压穴位包括太冲、行间、涌泉、阳陵泉、三阴交、足三里、丰隆、太溪、曲池。对于肝火亢盛型，则加用侠溪穴、行间穴、曲池穴、百会穴等；对于阴虚阳亢型，加太溪穴，肝俞穴、三阴交；对于痰湿壅盛型，则加用阳陵泉穴、丰隆穴；对于阴阳两虚型，则加用关元穴和足三里穴以滋阴补阳。

2. 耳穴压豆

选取降压沟、神门、耳尖、心、肝、肾穴进行王不留行籽加压贴。

3. 八段锦

八段锦练习可广泛应用于多种疾病的治疗，包括高血压、糖脂代谢异常、睡眠障碍、颈椎腰椎疾病、心理焦虑、抑郁状态等。

4. 足浴、推拿、刺络、拔罐等

第五章

高血压的预防与管理

第一节　高血压的预防

国内外经验表明，高血压是可防可治的。预防高血压最有效的方法是开展以健康教育为主的社区综合防治，采取"高危人群策略"与"全人群策略"相结合的方法。主要目的是在一般人群中预防高血压的发生，在高危人群中降低血压水平，提高高血压患者的管理率、服药率和控制率，最终减少靶器官损害和心血管疾病的发生。根据不同人群采用不同的预防措施，以达到不同的预防目标，从而将预防划分为一级预防、二级预防和三级预防。

一、高血压的一级预防

高血压一级预防主要是采用全人群策略针对社区人群中未患高血压的人群（包括健康人群和高危人群），目标是预防和减少高血压的发生。世界卫生组织明确指出：一级预防的重点在于健康教育和行为干预，有最佳的投资效益比，预防费用仅为治疗费用的几十分之一。

具体的预防措施包括以下：

1. 控制体重

建议体质指数（kg/m²）应控制在 24 以下。减重措施对预防治疗高血压有明显效果。研究证实，人群中平均体重下降 5 kg，高血压患者体重减少 10%，可使胰岛素抵抗、糖尿病、高脂血症和左心室肥厚改善。减重的方法一方面是减少总热量的摄入，强调少脂肪并限制过多碳水化合物的摄入；另一方面则需增加体育锻炼，如跑步、打太极拳、跳健美操等。在减重过程中还需积极控制其他危险因素，饮酒的超重者要戒酒，老年高血压则需严格限盐等。

2. 采用合理膳食

根据我国的实际情况，对改善膳食结构预防高血压提出以下建议：

（1）减少钠盐。WHO 建议每人每日食盐量不超过 6 g。我国膳食中约 80%的钠来自烹调或含盐高的腌制品，因此，限盐首先要减少烹调用盐及含盐高的调料，少食各种咸菜及盐腌食品。

（2）减少膳食脂肪，补充适量蛋白质。有流行病学资料显示，即使不减少膳食中的钠盐和不减重，如能将膳食脂肪控制在总热量25%以下，多不饱和脂肪酸/饱和脂肪酸比值维持在 1，连续 40 天可使男性收缩压和舒张压下降 12%，女性下降 5%。

（3）注意补充钾和钙。研究资料表明，钾与血压呈明显负相关。中国居民人群膳食中常低钾、低钙，因此应增加含钾多、含钙高的食物，如绿叶菜、鲜奶、豆制品等。

（4）多吃蔬菜和水果。研究证明，增加蔬菜或水果摄入、减少脂肪摄入，可使收缩压和舒张压有所下降。素食者比肉食者有较低的血压，其降压的作用可能基于水果、蔬菜、食物纤维和低脂肪的综合作用。

（5）限制饮酒。尽管有证据表明，极少量饮酒可能减少冠心病发病的危险，但是饮酒和血压水平以及高血压患病率之间却呈线性关系，因此不提倡用少量饮酒预防冠心病。高血压患者应戒酒，因饮酒可增加服用降压药物的抗性。建议男性如饮酒，每日饮酒的酒精量应少于 20～30 g，女性则应少于 10～15 g。

3. 增加体育运动

每个参加运动者，特别是中老年人和高血压患者，在运动前最好了解一下自己的身体状况，以决定自己的运动种类、强度、频度和持续运动时间。中老年人体育锻炼应包括有氧运动、伸展运动及增强肌力练习等三类，具体项目可选择步行、慢跑、打太极拳、打门球、练气功等。运动强度需因人而异，可采用最大心率的60%～80%作为运动适宜心率。运动频度一般要求每周3～5次，每次持续20～60 min即可，可根据运动者身体状况和所选择的运动种类以及气候条件等而定。

4. 减轻精神压力，保持心理平衡

长期精神压力和心情抑郁是引起高血压和其他一些慢性病重要原因之一。对于高血压患者，这种精神状态常使他们较少采用健康的生活方式，并降低对抗高血压治疗的顺应性。高血压患者若长期精神、心理压力过大，应及时就医进行心理疏导。

5. 其他方面

吸烟是冠心病重要的危险因素之一，对高血压患者来说戒烟也是重要的，虽然烟草中的尼古丁只使血压一过性地升高，但它可降低服药的顺应性并增加降压药物的剂量。

二、高血压的二级预防

二级预防的目标人群是高血压患者，目的是提高高血压人群的管理率、服药率和控制率，减少高血压靶器官损害和心血管疾病的发生。与此同时，在高血压人群中普及高血压知识、改变不良生活方式应该成为一项普遍的、基本的控制措施。

具体的预防措施包括：

1. 控制高血压

治疗不仅可减少心血管事件，还可逆转已经形成心血管事件的后果，包括卒中、心力衰竭、冠心病、心血管死亡等。心血管病高危人群包括冠心病、脑血管病、糖尿病、肾病、心力衰竭、外周血管病，伴有肥胖、高胆固醇血症、靶器官损害的高血压患者。伴有心血管危险因素的高血压患者的血压目标至少应＜140/90 mmHg，如能耐受还可以进一步降低，降至＜130/80 mmHg。

2. 调血脂

高血压合并高胆固醇血症者，必须降压联合降脂，达到靶目标，以显著减少动脉粥样硬化冠心病的发生发展，降低心血管事件发生率。

3. 降血糖

糖尿病患者发生高血压的概率是非糖尿病者的 1.5 ~ 2 倍，约 50% 的糖尿病合并高血压，二者常并存。糖尿病患者的大血管与微血管均累及，是冠心病、脑卒中、肾衰竭和心力衰竭的重要危险因素。已有临床试验证明，及早发现和控制患者的血糖和血压有利于防治或延缓冠心病、脑卒中和糖尿病肾病的发生和发展。国内外糖尿病指南和高血压指南均把糖尿病的血压目标定为小于 130/80 mmHg。

三、高血压的三级预防

三级预防的目标人群是高血压重危患者，目的是控制心脑血管病事件的发生及发展，挽救患者生命。诸如脑血管病发生脑卒中、冠心病发生急性心肌梗死等，通过高血压及其多种危险因素的治疗和控制，达到预防此类疾病发生的目的。

1. 脑血管病的预防

我国长期随访研究提示，脑血管病患者基础及治疗后血压水平与脑卒中再发有关，血压水平较高者脑卒中再发率高。国内外临床研究均支持脑血管病后血压目标至少应＜140/90 mmHg；达到＜130/85 mmHg 可能更有好处。但老年人的血压目标可能是＜150/90 mmHg。

2. 冠心病的预防

几项大规模的临床试验证实，ACEI早期治疗急性心肌梗死患者是有益的，ACEI用于心力衰竭或左心室功能不良患者，心肌梗死或猝死危险减少约1/5。β受体阻滞剂在临床试验中减少急性心肌梗死患者再梗死及心血管死亡约1/4；在慢性充血性心力衰竭患者中能减少总死亡率和猝死率。钙拮抗剂治疗稳定型冠心病的作用除了与降压有关外，还可能与改善心肌缺血有关。现有证据表明，冠心病伴或未伴高血压患者的血压目标应<130/80 mmHg。

3. 慢性肾脏疾病的预防

根据文献报道，高血压患者中出现肾功能不全的人数占有相当的比例，约18%的高血压病患者最终出现肾功能不全。多危险因素干预试验的资料显示，血压升高已成为造成患者进入终末期肾脏病（ESRD）的独立因素。肾脏疾病（包括糖尿病肾病）应严格控制血压<130/80 mmHg，当尿蛋白>1 g/d时，血压目标应<125/75 mmHg；并尽可能将尿蛋白降至正常。一般需用1种以上，甚至3种药物方能使血压控制达标，首选ACEI或ARB，常与钙拮抗剂、小剂量利尿剂、β受体阻滞剂联合应用。当血肌酐>177 μmol/L（2 mg/dL）时，推荐用袢利尿剂。应逐渐增加用药品种和剂量，避免使血压过急地下降，同时注意观察在血压下降时肾功能的变化。

第二节　高血压的社区规范化管理

社区规范化的高血压管理方案可以提高患者的知晓率、治疗率和控制率。及时检出高血压是防治的第一步。将高血压的管理融入全科医生的日常诊疗工作中，建立以全科医生为主体的高血压分级诊治体系并保持双向转诊。为了改善我国高血压常规药物治疗的现状，需要规范和合理化抗高血压药物的使用，同时采用多种方式提高患者的防病知识和自我保健意识。

一、建立高血压的筛查与登记

基层健康管理服务体系是以村卫生室/社区卫生服务站为前哨、乡镇卫生院/社区卫生服务中心为平台、县/区级专业卫生机构为技术支撑。社区卫生服务站可以进行社区人群筛查并建立"首诊测血压"机制及提供测血压的条件，如正确推广家庭血压测量技术。到社区门诊首次就诊的患者和复诊的高血压患者应一律测量血压。新发现的高血压患者需登记基本信息，列入管理范围。

二、初诊高血压患者的管理

初诊高血压患者的管理见表5-1。

表 5-1　初诊高血压患者的管理

初诊	随访
判断是否有靶器官损害	血压及有关的症状和体征
判断是否有继发性高血压的可能	治疗的副作用
对高血压患者进行心血管综合危险评估，确定是否要干预其他心血管危险因素	影响生活方式改变和药物治疗依从性的障碍
给予生活方式指导和药物治疗	
制定下一次随访日期	
建议家庭血压监测	
登记并加入高血压管理	

三、高血压长期随访的分级管理

根据基层卫生服务机构的条件和医师的情况，建议在基层高血压患者长期随访中，根据患者血压是否达标分为一、二级管理。随访的主要内容是观察血压、用药情况、不良反应，同时应关注心率、血脂、血糖等其他危险因素、靶器官损害和临床疾病。分级管理可有效地利用现有资源，重点管理未达标的高血压患者，提高血压控制率。分级随访管理内容见表 5-2。

表 5-2 高血压分级随访管理内容

项目	一级管理	二级管理
管理对象	血压已达标患者	血压未达标患者
非药物治疗	长期坚持	强化生活方式干预并长期坚持
随访频率	3 月/次	2～4 周/次
药物治疗	维持药物治疗保持血压达标	根据指南推荐，调整治疗方案

随访内容：血压水平、治疗措施、不良反应、其他危险因素干预、临床情况处理等。根据患者存在的危险因素、靶器官损害及伴随临床疾病，可定期或不定期进行血糖、血脂、肾功能、尿常规、心电图等检查。

高血压随访的方式以门诊随访和电话随访为主，有条件的特别是中青年人群可用网络随访。

四、高血压患者的健康教育

由高血压管理团队共同负责高血压患者的健康教育。国内外的大量实践证实，开展患者自我管理能有效提高患者自我管理能力，激发患者的健康责任，培养健康生活方式和良好的自我管理行为，提高患者健康素养，从而实现控制疾病及其并发症的发生、发展，预防小病变大病，降低医疗支出，提高生活质量的目标。高血压患者的健康教育内容见表 5-3。

五、高血压患者的远程管理

各地区可因地制宜，积极创造条件，逐步建立临床信息系统和包括高血压在内的慢病管理信息系统。

表 5-3　高血压患者的健康教育内容

正常人群	高血压的高危人群	已确诊的高血压患者
什么是高血压,高血压的危害,健康生活的方式,定期监测血压	什么是高血压,高血压的危害,健康生活方式,定期监测血压	什么是高血压,高血压的危害,健康生活方式,定期监测血压
		高血压的危险因素,有针对性的行为纠正和生活方式指导
		高血压的危险因素及综合管理
高血压是可以预防的	高血压的危险因素,有针对性的行为纠正和生活方式指导	非药物治疗与长期随访的重要性和坚持终身治疗的必要性
		高血压是可以治疗的,正确认识高血压药物的疗效和不良反应
		高血压自我管理的技能

　　有条件的可进一步建立高血压及相关疾病远程管理平台,通过具备远程传输功能的电子血压计监测患者的院外血压数据,使患者足不出户就可以得到医生的指导建议,实现患者门诊随访之间的院外血压的动态管理,进而达到改善患者治疗依从性,进一步提升基层高血压管理的质量。

六、团队建设

　　社区卫生服务中心应组建由医生、护士和健康管理师等组成的高血压管理团队,定期接受培训,共同承担高血压患者的管理。团队成员应有明确的分工和职责,并制定团队工作流程。

七、高血压患者的分级诊疗

　　随着分级医疗改革的推进,应逐步明确各级医疗机构高血压诊治的功能定位,全科医生是高血压防治的主力军,要将高血压的管理融入全科医生的日常医疗工作中,开通双向转诊通道,进一步提高高血压的诊治率。

1. 社区初诊高血压转出条件

（1）合并严重的临床情况或靶器官损害，需要进一步评估治疗；

（2）多次测量血压水平达 3 级，需要进一步评估治疗；

（3）怀疑继发性高血压患者；

（4）妊娠和哺乳期妇女；

（5）高血压急症及亚急症；

（6）因诊断需要到上级医院进一步检查。

2. 社区随诊高血压转出条件

（1）采用 2 种以上降压药物规律治疗，血压仍不达标者；

（2）血压控制平稳的患者，再度出现血压升高并难以控制者；

（3）血压波动较大，临床处理有困难者；

（4）随访过程中出现新的严重临床疾患或原有疾病加重；

（5）患者服降压药后出现不能解释或难以处理的不良反应；

（6）高血压伴多重危险因素或靶器官损害而处理困难者。

3. 上级医院转回基层社区的条件

（1）高血压诊断已明确；

（2）治疗方案已确定；

（3）血压及伴随临床情况已控制稳定。

参考文献

[1] WANG Z，CHEN Z，ZHANG L，et al. Status of Hypertension in China：results from the China Hypertension Survey. 2012-2015[J]. Circulation，2018.

[2] 葛均波，马爱群，王健安，等. 心血管系统与疾病[M]. 2 版. 北京：人民卫生出版社，2022.

[3]《中国高血压防治指南》修订委员会. 中国高血压防治指南[M]. 2005 年修订版. 北京：人民卫生出版社，2006.

[4]《中国高血压防治指南》修订委员会. 中国高血压防治指南[M]. 2010 年修订版. 北京：人民卫生出版社，2012.

[5] 国家基本公共卫生服务项目基层高血压管理办公室，基层高血压管理专家委员会. 国家基层高血压防治管理指南[J]. 中国循环杂志，2017（32）：1041-1048

[6] OMURA M，SAITO J，YAMAGUCHI K，et al. Prospective study on the prevalence of secondary hypertension among hypertensive patients visiting a general outpatient clinic in Japan[J]. Hypertens Res，2004，27（3）：193-202.

[7] MOSER M，VICTOR R，HANDLER J. Secondary hypertension-whom and how do you study? What type of therapy is appropriate? [J]. J Clin Hypertens，2005，7（4）：224-230.

[8]《中国高血压防治指南》修订委员会. 中国高血压防治指南[M]. 2018 年修订版. 北京：中国健康传媒集团，2018.

［9］ PENG M，JIANG XJ，DONG H，et al. Etiology of renal artery stenosis in 2047 patients：a single-center retrospective analysis during a 15-year period in China[J]. J Hum Hypertens，2016，30（2）：124-128.

[10] 中国医疗保健国际交流促进会血管疾病高血压分会专家共识起草组. 肾动脉狭窄的诊断和处理中国专家共识[J]. 中国循环杂志，2017（9）：835-844.

[11] 李南方，张丽丽，严治涛，等. 不同体质指数的高血压人群睡眠呼吸暂停低通气综合征检出率的研究[J]. 中华心血管病杂志，2012，40（2）：120-124.

[12] 马轩，王红梅，李娟，等. 原发性醛固酮增多症患者中代谢综合征的患病情况[J]. 中华内分泌代谢杂志，2011（9）：724-728.

[13] 葛均波，徐永健，王辰. 内科学[M]. 9版. 北京：人民卫生出版社，2018，258.

[14] GIFFORD RW，MANGER WM，BRAVO EL. Pheochromocytoma[J]. Endocrin Meta Clin North Am，1994，137：383-391.

[15] 张存泰，孙宁领. 老年高血压特点及临床诊治流程专家共识（2024）[J]. 中华老年医学杂志，2024，43（3）：257-268.

[16] 成蓓，曾尔亢. 老年病学[M]. 3版. 北京：科学出版社，2018.

[17] 中国老年医学学会高血压分会，北京高血压防治协会，国家老年疾病临床医学研究中心. 中国老年高血压管理指南2023[J]. 中华高血压杂志，2023，36（6）：508-538.

[18] 国家心血管病中心，国家基本公共卫生服务项目基层高血压管理办公室，国家基层高血压管理专家. 国家基层高血压防治管理指南2020版[J]. 中国循环杂志，2021，36（3）：209-220.

[19] 谢幸，孔北华，段涛. 妇产科学[M]. 9版. 北京：人民卫生出版社，2018.

[20] F. 加里·坎宁根，肯尼斯·列维诺，斯蒂文·L. 布鲁姆，等. 威廉姆斯产科学[M]. 24 版. 北京：北京大学医学出版社，2015.

[21] 中华医学会妇产科学分会妊娠期高血压疾病学组. 妊娠期高血压疾病诊治指南（2020）[J]. 中华妇产科杂志，2020，55（4）：906-908.

[22] 马丁，朱兰，狄文. 妇产科学 [M]. 4 版. 北京：人民卫生出版社，2023.

[23] 中华医学会妇产科学分会妊娠期高血压疾病学组. 妊娠期高血压疾病诊治指南（2015）[J]. 中华产科急救电子杂志，2015，4（4）：206-213.

[24] CHOBANIAN AV，BAKRIS GL，BLACK HR，et al. for the National High Blood Pressure Education Program Coordinating Committee. The Seventh Report of the Joint National Committee on Prevention，Detection，Evaluation，and Treatment of High Blood Pressure：the JNC 7 report[J]. JAMA，2003，289：2560-2572.

[25] FLYNN JT，KAELBER DC，BAKER-SMITH CM，et al. SUBCOMMITTEE ON SCREENING AND MANAGEMENT OF HIGH BLOOD PRESSURE IN CHILDREN. Clinical prac-tice guideline for screening and management of high blood pressure in children and adolescents. Pediatrics[J]，2017，140（3）：e20171904.

[26] 杨思源，陈树宝. 小儿心脏病学[M]. 4 版. 北京：人民卫生出版社，2012.

[27] BURKE V，BEILIN IJ，DUNBAR D. Trcking of blood pressure in Australian children[J]. Hypertension，2001，19：1185-1192.

[28] 王天有，申昆玲，沈颖. 诸福棠实用儿科学[M]. 9 版. 北京：人民卫生出版社，2022.

[29] 王伟. 2022 儿童和青少年高血压专家共识[J]. 中国合理用药探索，2022，19（12）：10-19.

[30] 王卫平，孙锟，常立文. 儿科学[M]. 9 版. 北京：人民卫生出版社，2018.

[31] WILLIAMS B. MANCIAG，SP1ER1NG W，et al. 2018 ESC/ESH Guidelines for the management of arterial hypertension[J]. Eur Heart J，2018，39（33）：3021 -3104.

[32] 周仲英. 中医内科学[M]. 北京：中国中医药出版社，2010.

[33] 孟醒，熊兴江.《高血压中医诊疗专家共识》解读[J]. 中国实验方剂学杂志，2022，28（11）：192-205.

[34] 黄煌.《各科经方》[M]. 北京：中国中医药出版社，2023.

[35] 向文秀，张彦，简爱萍，等. 八段锦用于心脏康复的临床研究进展[J]. 中西医结合心脑血管病杂志，2020.18（19）：3216-3219.

[36] 李立明，胡永华，曹卫华，等. 原发性高血压的社区综合防治研究[J]，北京大学学报（医学版），2002，5（34）：519～524.

[37] 中华医学会心血管病学分会高血压学组. 限盐管理控制高血压中国专家指导意见 2015[J]. 中华高血压杂志，2015，23（11）：1028-1034.

[38] 国家卫生和计划生育委员会疾病预防控制局. 中国居民营养与慢性病状况报告（2015）[M]. 北京：人民卫生出版社，2015.

[39] HOLMES MV，DALE CE，ZUCCOLO L，et al. Association between alcohol and cardiovascular disease：Mendelian randomisation analysis based on individual participant data[J]. BMJ，2014，349：g4164.

[40] LAMBERT E，DAWOOD T，STRAZNICKY N，et al. Association between the sympathetic firing pattern and anxiety level in patients with the metabolic syndrome and elevated blood pressure[J]. J Hypertens，2010，28（3）：543-550.

[41] BAJKO Z，SZEKERES CC，KOVACS KR，et al. Anxiety, depression and autnomic nervous system dysfunction in hypertension[J]. J Neurol Sci，2012，317（1-2）：112-116.

[42] 王文. 高危患者降压达标的证据[J]. 高血压杂志, 2006, 14（6）: 420-422.

[43] 徐成斌. 高血压病降压联用降脂对防治冠心病的作用[J]. 中华高血压杂志, 2003·11（suppl）: 6-9.

[44] DE BOER IH, BANGALORE S, BENETOS A, et al. Diabetes and Hypertension: A Position Statement by the American Diabetes Association[J]. Diabetes Care, 2017, 40（9）: 1273-1284.

[45] PATS COLLABORATING GROUP. Post-stroke antihypertensive treatment study. A preliminary result[J]. Chinese medical journal, 1995, 108（9）: 710-717.

[46] LIU L, WANG Z, GONG L, et al. Blood pressure reduction for the secondary prevention of stroke: a Chinese trial and a systematic review of the literature[J]. Hypertension research: official journal of the Japanese Society of Hypertension, 2009, 32（11）: 1032-1040.

[47] LEENEN FH, NWACHUKU CE, BLACK HR, et al. Clinical events in high-ris hypertensive patients randomly assigned to calcium channel blocker versus angiotensin-converting enzyme inhibitor in the antihypertensive and lipid-lowering treatment to prevent heart attack trial[J]. Hypertension, 2006, 48（3）: 374-384.

[48] PONIKOWSKI P, VOORS AA, ANKER SD, et al. 2016 ESC Guidelines for the diagnosis and treatment of acute and chronic heart failure: The Task Force for the diagnosis and treatment of acute and chronic heart failure of the European Society of Cardiology（ESC）Developed with the special contribution of the Heart Failure Association （HFA）of the ESC[J]. European heart journal, 2016, 37（27）: 2129-2200.

[49] ZHANG W, SHI W, LIU Z, et al. A nationwide cross-sectional survey on prevalence, management and pharmacoepidemiology patterns on hypertension in

Chinese patients with chronic kidney disease[J]. Sci Rep, 2016, 6：387-368.

[50] ZHENG Y, CAI GY, CHEN XM, et al. Prevalence, awareness, treatment, and control of hypertension in the non-dialysis chronic kidney disease patients[J]. Chin Med J（Engl）, 2013, 126（12）：2276-2280.